大国医

疏肝和胃养天年

李世增　朱桂茹　著

湖南科学技术出版社

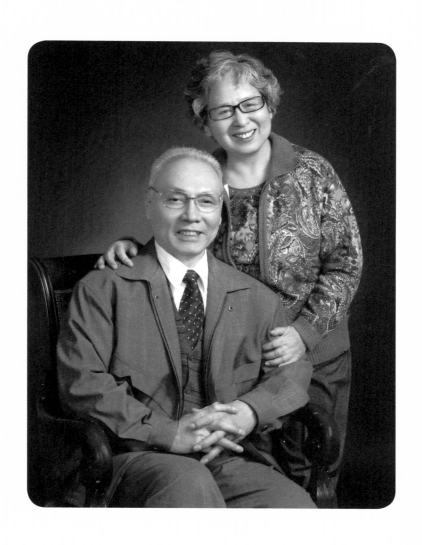

《疏肝和胃养天年》从策划到整理资料，直至完稿，历时一年多，终于可以和读者见面了。

撰写这本书让我重新拾起被草药香熏染的童年回忆，它记录了我踏上中医之路的历程，同时我也很庆幸在这个过程中能结识热爱中医的同学、朋友、爱人。真心感谢一路走来帮助过我的所有人，感谢大家对我的支持和理解。

中医学作为我国传统文化的一个重要组成部分，历经了几千年的传承和发展，见证着中华民族繁衍生息。中医学强调"天人合一"的思想，通过辨证论治的方法调和身体的阴阳平衡。而这样一门古老的医学，历经几千年的锤炼，至今仍发挥着不可替代的作用。

我与我的夫人一生致力于研究与发展中医事业，是中医让我们结下缘分，收获爱情。一路走来，我们很庆幸也很荣幸能踏上中医之路，收获生命中的点点滴滴。书中记录了我们的生活故事，有过挫折、欣喜、难忘、感动，而所有的这一切都是对生命最好的感知。十几年的基层锻炼确实丰富了我们的阅历，积累了经验，也增强了能力。这段时光在我们的一生中都是难以忘怀的，而这段平淡的岁月也书写了我们简单而多彩的人生。

人生中总是充满了无数的未知，在成为一名中医学教师之前，我们夫妻二人从未想过还能以除医生以外的另一种身份去传承中医文化。当我们重新踏入阔别多年的故土，当我们第一次站上讲台，一种随之而来的成就感和满足感又给了我们的人生另一种诠释。医生和教师两种角色的转换贯穿于我们的中医之路，也正因为如此，我们才能在传承和弘扬中医学的道路上贡献出自己的绵薄之力。

　　从临床到教学再到科研，几十年如一日的工作，使得我们在中医这条道路上也取得了大大小小的成绩。五十余年的实践，让我们的医术各有所长，彼此在自己擅长的领域默默坚守，无悔付出。我从脾入手，擅长治疗脾胃病。朱老师擅长调肝，对于女性常见的妇科病有她自己的独到之处。

　　书中我从中医的角度讲述了脾胃常出现的问题、治疗的思想，以及在日常生活中一些养生保健的方法，希望大家能时刻关注自己的身体，认识到"未病先防、已病防变"的重要性。朱老师选取了近些年来女性常见、多发的妇科病，结合临床案例，讲述了她自己独到的治疗方法和体会。

　　中医作为中华民族的瑰宝，几千年来，中华儿女依靠它养生治病，毫无疑问，中医文化早已根植于人们心中。但是，我仍然要说，传承中医事业对我们来说依然任重而道远。中医文化博大精深，它并非一朝一夕能够弄清楚、搞明白，其中许多深刻的道理仍需要我们去探索研究。近些年，中医学在世界范围内也备受关注，如今它的脚步已经走出国门，迈向世界。令人欣喜的是，越来越多国家的人们对中医产生了浓厚的兴趣，同时，临床实践也一次次验证了中医理论的可行性和有效性。随着中国的迅速发展，推动中医国际化发展已经成了一股不可逆转的潮流。虽然中医学的发展还存在着很多问题，但它的科学性和可靠性已经得到了越来越多的人的认可。作为中医事业的传承者，我们要保护好中医药文化，充分利用现代化的科技手段，逐步提升中医药服务大众的能力，推动中医药健康产业的发展，走好"健康中国"之路。

健康与我们每个人都息息相关，希望越来越多的人了解中医，并能够运用中医理论找到适合自己的养生保健的方法，关注健康，关爱生命。

目录 CONTENTS

第一章

那些与中医交织的岁月

第一节　草药香中忆童年

中医是中国最古老的医学，它历经了几千年的传承和发展，成为中华民族的瑰宝，是我们引以为傲的文化遗产。谈到中医，我不得不提到我的祖父和伯父。我出生在一个大家庭中，祖父是当地一位小有名气的中医大夫，又是一名教书先生。伯父承祖父之业，也是一名中医大夫。从我记事起，伯父每天都在自己的小药铺里看病抓药。我在耳濡目染的中医环境中，也渐渐对中医产生了浓厚的兴趣，从小便立志要学中医，最终也确实走上了运用中医治病、服务于民的道路。

那会儿每逢节假日我都要去伯父那里住上几天，每次去也少不了去药房转转，药房里经久不散、清香的中药味也一直刻在我的记忆里，叮叮当当的有节奏的砸药声，总是在我耳边回响。药房里形形色色的中草药被分门别类地安放在一个个小红抽屉里，我也时常按捺不住心中的好奇，总会偷偷地拉开抽屉的一角，想要探个究竟。这些中草药在伯父眼里可是无比珍贵的宝贝，他们可是伯父用来治病救人的"利器"。每次伯父就是按照一定的比例把它们调配到一起，治好了很多人的病。

平日里一有病人来看病，我总喜欢静静地坐在伯父身旁观看。伯父常常对我说："看病可不是小事，我们既不能耽误了病人治病的最好时期，也不能粗心大意，只有找对病因才能对症下药。"我认真地听着伯父的话，虽然我不懂如何看病，但我知道生命可不是拿来开玩笑的，认真严谨的态度可是一个医生必备的素质。

"伯父，你是怎么知道病人得了什么病的？"我好奇地瞪着大眼睛问道。

"中医讲究望、闻、问、切，这可是判断病情的依据。"伯父摸着我的小脑瓜回答说。

"你不是看到了吗，伯父每次给别人看病都会问问病人的情况，然后给他们'号脉'。人生病了，身体内部一些器官的病变就会在外显露出一些'信号'，找到这些信号才能更好地判断病情。"我静静地听着，虽然并不十分理解，但伯父说，这种诊断方法可是中医所特有的，它也是几千年来中国人民智慧的结晶。

当时伯父住在农村，农村的医疗条件自然不比城里，很多人生病了都没有条件去城里的医院看，就是想在当地看看中医也要受到一定经济水平的制约。那个时候每家的生活条件都不富裕，孩子又多，生病了能及时来看病的都是少数。

记得一天下午，我正在药房帮伯父磨药，伴随着一阵咳嗽声迎面走进来一位中年妇女。那时正值秋冬之际，天气骤然变冷，她穿着一件紫红色大衣，当她走近时，我明显能听见她吃力的喘气声。她见到伯父，就迫不及待地跟伯父说："大夫，你看我这肚子怎么突然变大了，这里还有些疼，前几天只是咳嗽，最近几天咳嗽严重了，有时半夜都不能睡觉，感觉喘不上气来，我是怎么了？我是不是得了绝症？"夹杂着一阵阵咳嗽声，这个女人一边吃力地讲述着自己的病情，一边坐在那儿大口大口地喘着粗气，脸憋得通红。

病人往往喜欢胡乱猜疑自己的病情，然后给自己下一个最坏的结果。伯父对于这种情况也是见过多次，想必也能理解病人的心情。这时伯父忙安慰病人，说："别瞎想，我给你看完才知道得了什么病，不要自己吓唬自己。"说着，伯父又一次询问她疼痛的位置，并揣摩着疼痛的原因，伯父说："可能是积水了。来，我给你号一下脉。"

"最近你的心脏怎么样？"伯父问。

"我一直有心脏病，心脏一直不太好。大夫，我这是得了什么病？严不严重啊？"

"别太担心了，我给你开个方子，你先吃几服药看看。"说完，伯父就低下头开始写药方。这个女人在一旁坐立不安，眉头紧锁，一手撑在桌子上，一手托住脸颊，眼睛低垂地注视着下方。

"药抓好了。"伯父说着把药递给了她。我在一旁看着，只见她一次次把手伸进衣服的口袋里，把全身能找到的所有的钱都放在了桌子上，零零散散加起来依然与需要付的费用相差甚远。她低着头站在那里，不敢再与任何人有眼神的接触。空气中依然可以听见她大口的喘气声和一阵阵的咳嗽声。伯父走过来看见一桌子的零钱好像立刻明白了什么。

"你先把这几服药拿回去吃了，看看有没有效果，如果有好转，下次再把药费给我，记得吃完这几服药一定要来复诊。"伯父说。

"记住药最好用砂锅来熬，先大火煮开，然后用微火，千万不能把药煮干了，这样就会失去药效。药在早饭前和晚饭后喝下去，一天喝两次。"这个女人忙点头表示记住了，临走时，嘴里不停地重复着："谢谢您，大夫。"能看见她的眼里闪烁着泪光。

听伯父说，她得了肺积水，虽然不是绝症，但也需要尽快治疗。后来这个病人又来过几次，前后吃了有十几服药，病情明显有了好转。

伯父是一个热心肠的人，他常说："救人一命胜造七级浮屠，上天既然赋予了我治病救人的使命，我就要好好履行自己的职责。能够把病人的病治好，我就觉得自己没有白活，没有失去自己的价值。"生活中人人都会遇到困难，当别人遇到困难时，我们能够帮助他们，自己也会得到快乐，生活也会过得更有意义。伯父当时心里清楚，这个女人一定拿不出足够的医药费，虽说在那个年代，大家的生活都很困难，但是如果在能力范围内我们能够帮助到她，也要尽自己所能，哪怕只是一点点，也有可能挽救的是一个人的生命。

儿时的记忆距今已有几十年，现在回想起来，多数已经变得模糊了，但一些画面还深藏在记忆里。

在我印象中，伯父家有一个暗红色的木质书架，它一直静悄悄地被安放在墙角，书架上摆放着各种中医书籍。闲暇之时，我也会站在书架前随便看看，偶尔取下一本翻看，心想着这手中泛黄的书页定是历经过众人之手，虽然当时我不理解，如今也不记得书上写了什么，但这一画面一直停留在我的记忆深处。

伯父一有时间，就会教我背《汤头歌诀》《药性赋》等，"桑菊饮中桔杏翘，芦根甘草薄荷绕；清疏肺卫轻宣剂，风温咳嗽服之消……"。或许是这些歌赋让我对中医逐渐有了粗浅的认识。

如今年纪大了，时隔几十年的记忆已经变得支离破碎，很多记忆已随着时间的流逝慢慢淡忘，而那些经过岁月的洗礼所沉淀下来的画面，终将被存放于记忆深处，伴随着我的一生，成为我一生的财富。

第二节　花椒树下的"土"办法

1949 年，我上小学三年级。有一天，我放学回到家，一推开门发现院子里坐着五六个解放军。

"快过来，咱家来客人了。"奶奶拉着我的手，笑盈盈地向他们介绍："这是我的小孙子。"

"他们是解放军叔叔，快向叔叔问好。"

看见家里一下子来了这么多客人，我心里非常高兴。

奶奶说这些解放军要在我们家住上一阵子，当时我心里乐开了花。这样一来，家里就热闹了好多。

但奶奶可要忙坏了，一方面要招待客人，另一方面还要负责家里所有人的饮食起居。奶奶是一个善良、能干、热心肠的人，受爷爷行医的影响，奶奶多少也懂点儿医学知识。

这天中午奶奶正要去做饭，正好看见一名解放军从外面回来，左手捂着脸，人看起来也没什么精神。奶奶连忙走过去，问道："小伙子，你这是怎么了，是不是哪儿不舒服？"这名解放军回答说："这两天也不知道怎么回事，左边的脸不知不觉就肿了起来，还有点儿疼，现在感觉浑身没有力气。"奶奶赶忙走过去摸了一下解放军的额头，说："你的头有点儿热，是发烧了吧。"奶奶又看了看他的脸，果然他的左半边脸比右半边脸大了很多，还有点儿红肿。

"你恐怕是得了痄腮。"奶奶一边注视着他的脸，一边思索着说。

"痄腮？"这位解放军的脸上露出了疑惑的表情。

"是的，没错！你是第一次得这个病吧，这就是我们说的'腮腺炎'，没事的，别担心，一会儿我去给你弄点儿药用上，不要紧的。"说着奶奶忙往外走，我也好奇地跟在奶奶身后。我知道奶奶不是大夫，但她要去哪儿找药呢？我定要去探个究竟。

那时正值初春，天气逐渐转暖，和煦的阳光照耀着大地，树枝上抽出嫩绿的新芽，小草也从土中探出头来，大地上的一切生灵仿佛在轻柔的春风中被悄悄唤醒。这是一个阳气生发、生机盎然的季节，同时也是各种病菌和微生物大量繁殖，滋生疾病的季节。

奶奶走在前面，我蹦蹦跳跳地跟在后面，走着走着，奶奶停住了脚步。我也跟着停了下来，奶奶环顾着四周，好像在寻找什么……

"奶奶，咱们来这儿做什么？"我终于按捺不住心中的好奇，问道。

"这儿有我们要找的药。快看，就是前面那棵树。"奶奶大步走过去，脸上露出欣喜的表情。

我的目光随之转向那里，跟着奶奶来到了那棵树下。

这棵树和其他的树并没有什么不同，树枝上已经长出了嫩绿的叶子，几朵白色的花骨朵儿零星地点缀在其中，虽然不多，但十分耀眼。

"奶奶，这白色的小花真好看，这是什么树？"我问道。

"是花椒树。"奶奶回答说。

"花椒树？我们来这儿做什么？"我不解地问。

"一会儿你就知道了。"奶奶回应着。

只见奶奶蹲下来，捡起地上的一根木棍朝着树下挖了下去，就这样，一下，两下……树下的泥土被奶奶挖出了些许。我站在一旁傻傻地看着奶奶，不知道奶奶究竟要做什么。不知不觉，树下已被奶奶挖出了一个大坑，地上的泥土也越堆越多。

"这些差不多够了。"奶奶一边说着，一边把挖出的土装在袋子里，小心翼翼地收好。然后起身，拍了拍手上的泥土，说："走吧，我们回家！"

"我们要这些土做什么？"我疑惑不解地问。

"这不是土，而是药，这些土可以治好叔叔的病。"奶奶说。

"用土也能治病？"我完全不相信奶奶的话。

"那是当然。"奶奶不假思索地说。

虽说奶奶不是中医，但奶奶也或多或少了解一些药性。春天的时候，奶奶用曼陀罗煮水缓解了隔壁爷爷的哮喘，但是这一次奶奶要用土治病，我心中还是存有几分疑惑。

回到家，只见奶奶把土倒进一个小盆里，加上清水，搅成糊状。

"药弄好了，快给叔叔送去。"奶奶摆手高声叫我。我急忙跑过去。

"这不是泥巴吗？这也能治病？"我睁大眼睛，目不转睛地看着奶奶。

"你可别小看了这些泥土，它可是清热解毒的好东西。你让叔叔把这些泥土敷在脸上。快去吧。"

我双手端着泥土，心里犯起了嘀咕："这东西能好使吗？"

"叔叔，您在吗？"屋里没人应和，我便轻轻推开门。

虽然已是初春时节，但屋子里还是微微有些发凉，只见叔叔一个人蜷缩在炕上，身体一直在瑟瑟发抖，想必是高烧的缘故。

"叔叔，叔叔……"我一边叫他，一边晃动着他的身体。

几声叫喊后，叔叔微微睁开双眼。

"我给你送药来了，奶奶说要把这些药敷在脸上，它可以清热解毒。"

叔叔微微起身，看了一眼，并没有多问，按照我说的方法，把药轻轻敷在了脸上，然后慢慢躺了回去。

就这样一天两次，每天早晚各一次，由我负责给解放军叔叔送药。渐渐地，我和叔叔熟悉了，送药的时候也会时常聊上几句，但叔叔从未问过有关药的一切。说来也奇怪，一周以后，叔叔的脸竟然奇迹般地消肿了，烧也慢慢退了，人也比前几天有精神了。

接着又继续用了几天，叔叔的脸完全消肿了，也不疼了，病就这样不知不觉地好了。

小伙子满心欢喜，称赞奶奶是"神医"，我也从心里佩服起奶奶的医术。看见小伙子恢复了往日的神采，奶奶脸上也露出了笑容。

没过多久，这些解放军就离开了我们家，离别时，小伙子紧紧抓着奶奶的手不舍得放下，一遍遍地感谢奶奶在他生病时对他的照料。

花椒树下的土治好了解放军的"疟腮"，这是奶奶用过的土方法。时隔几十年，这件事依然清晰地记在我的脑海里，虽然我对这种治疗方法没有深入地研究过，但这件事却深深地印在了我的心底。那个年代的老百姓没有条件去看医生时，大多会使用一些经验所得的简便实用的小偏方来医治常见的疾病，如今我依然没有找到合理的依据去解释其中的原理，但在当时确实是起到了意想不到的效果。

第三节　中医路上的修行

　　1960 年，我已完成了高中的学业，想要继续读大学就必须要选择一个专业，确定好未来的方向。当时家里比较拮据，我的兄弟姐妹很多，就家里的经济状况而言，很难供我读到大学毕业。但在当时，师范类和医学类专业的学生可享受国家给予的补贴，选择这些专业，可以大大减少家里的经济负担，再加上祖父和伯父的影响，我多少对中医有些了解，于是决定填报中医专业！谁承想这样的一个抉择将成为我踏上中医之路的起点。1960 年我报考了北京中医学院，经过考试，我顺利被学校录取。

一切都显得那么顺理成章，我也按部就班地进入学校学习中医专业。那时国家对中医专业的学生有特殊照顾，学校每个月发 12 块 5 毛钱饭票，那时物价很低，有了这 12 块 5 毛钱的饭票，我的每顿伙食也很不错了。对于家庭困难的同学，学校还会发助学金，可以用这笔助学金买些学习用具。

刚入大学那一年正赶上自然灾害，很多人吃不饱饭，学校为了照顾我们，要求体育课取消激烈运动，体育课的主要内容变成了打太极拳。当时我家经济困难，所有食物定量发放，供不应求，饿肚子是家常便饭。那年又赶上我祖父和父亲的腿不好，时常出现水肿，走不了路，只能卧床在家，这一切我都看在眼里，记在心上。为了孝敬老人，我每个月把学校发的半斤点心票省下来，回家带给祖父和父亲。这并不足以解决家里的困难，但我也只能做到这些。

虽然当时的生活不尽如人意，但是生活上的困苦并没有阻碍我在中医路上前行，我一直相信困难是暂时的，未来还是充满希望的。现在回想起来也不知道当时哪儿来的那股冲劲儿，心中一直有一股强大的力量在支持着我前进。

如今人们生活条件好了，但是依然有人抱怨生活的不公平，每天愁容满面，无精打采，生活里充满着负能量。其实好生活源于我们的心态，只有知足、乐观、豁达、积极地去面对生活，生活才会带给你不一样的明天。

中医的学习之路，是苦乐参半的。任何学习之事都没有捷径，中医学习更是如此，它容不得你有半点儿马虎和懒惰。课上我们要学习书本上的内容，课下要经常去图书馆查阅参考书。中医学的知识博大精深，要想学好必定要下苦功夫，但当每次取得优异成绩时，心中也会十分欣喜，这种喜悦让我在学习上更有奋劲儿。渐渐地，我越来越喜爱中医，在学习的过程中，我真正地感受到了中医的神奇和魅力。

　　学习中医要研读的书籍庞杂，它不像西医各科之间界限划分比较明确。中医讲究阴阳五行，它将人体看成是气、形、神的统一体，因此中医更注重身体各部分之间的联系。这样一来，我们所要接触和学习的东西就更加复杂。

　　要想学好中医，有四部经典著作必须要研读，即《黄帝内经》《伤寒论》《金匮要略》《温病条辨》，这些古老典籍是中医的精髓，但是读起来却不那么容易。由于这些著作成书距今久远，一些语言读起来晦涩难懂，这样无疑增加了阅读的时间和难度。虽说我出生在中医世家，但是系统、详细的学习还是从读大学之后开始的，这些书籍和药理知识之前我并没有接触过，一切对我来说也都很陌生，但也让我产生了极大的兴趣。

　　学习之路的修行很漫长，正所谓"活到老，学到老"。课上需要理解记忆的知识浩瀚庞杂，课下需要自己研读的书籍更是数不胜数。那成百上千种生僻的中草药名字不仅需要牢记于心，而且对于这些药物的功效、用法、用量等也不能有半点儿疏忽。作为一名医生，一定要做到认真看病、细心治疗、热心待人，视病人为亲人。

大学这段时光，无论是生活上还是学习上，都渗透着淡淡的苦涩，但是我并没有觉得苦，通过学习中医学知识，我认识到了中医理论的博大精深。现在看来那是一种磨炼，更是一种财富。六年的学习生涯就这么悄无声息地过去了，转眼间到了1966年，我们开始实习，这一年我先后参加了三个医疗队，跟着老师到处治病救人，在实践中运用学到的知识，得到了很好的锻炼。

我跟着医疗队走南闯北，先后到了湖北、甘肃，那里的生活是艰苦的。当时国家的政策是"把医疗的重点放到农村去"，以医疗队的形式在农村实行巡回治疗。我们跟着老师来到偏远的农村，为老百姓提供送医送药上门服务，尽可能改变当地的医疗条件，改善他们的身体状况。

当时我们没有固定住所，走到哪儿就住在哪儿，老百姓对我们也很热情，主动留我们在他们家过夜。
一日三餐也都在老百姓家解决，每家吃一天，每个
人给老百姓一斤粮票和两毛钱，当时我们称这种方
式叫"吃派饭"。当然农村的生活条件非常艰苦，
老百姓家也没有过多的粮食，多数情况下只能靠吃
白薯和窝头充饥，一年到头也吃不上一次白面。有
时，老百姓为了款待我们，拿出家中最好的黏米，
做成糕来款待我们。黏米可是老百姓饭桌上极为少
见的食物，这东西不是家家都有，一般人吃不到，
逢年过节能吃上一次也算是好的。质朴的老百姓以
最简单的方式向我们表达谢意，我们也被深深打动。

当时的农村医疗卫生环境比较差，再加上食物
短缺，人体营养供应不足，人们身体状况普遍不太
好，那时我们主要帮助老百姓治疗一些常见疾病。
老百姓的生活大多比较困难，根本拿不出钱来买药，
我们深知老百姓的难处，所以在治疗的过程中尽可
能少给病人开药，多数情况下采取针灸的治疗方式。
我们每个人都有一个小药箱，药箱里除了常备的红

药水和止痛片以外，每次出诊一定不可缺少的就是针灸用具了。

　　农村的老百姓由于常年在地里劳作，很多人患有不同程度的关节炎。我记得有一个妇女，50岁上下，得了很严重的鹤膝风。这种病表现为膝关节肿大疼痛，屈伸不利，同时股胫的肌肉消瘦，整条腿形如鹤腿，故名鹤膝风。这个病多因经络气血亏损，风邪外袭，阴寒凝滞所致，久而久之，肌肉日瘦，肢体挛痛，膝大而腿细，如鹤之膝。针对这一症状，我采取针刺的方法，每次取足三里、阳陵泉、膝眼、三阴交、昆仑等几个穴位，一次针刺15～30分钟，针刺的时候再用艾条施以灸法，二者共同运用，虽然这种方法不能完全治愈这种病，但会起到很好的缓解作用。当时的医疗水平、生活条件有限，这也是当时我们最常用的方法。

　　每次出诊医生都各自背起自己的小药箱，有时来到农民家里，有时出没于田间地头，不分昼夜，哪里有病情就去哪里。夜里有急诊病人来找，我们也是随叫随到，十里八里也不辞辛苦。除了帮助老百姓治病以外，闲暇时我们也会给他们普及一些卫生健康的知识，帮助他们修建厕所，改善居住条件，增强他们的卫生意识。

那段时间让我切身感受到了农村生活的艰辛，农民的质朴和善良也令我印象深刻。他们一句平凡的话语，一个真诚的眼神，一个简单的动作，都在一点一滴感染着我们，这种感情就像涓涓细流滋润着我们的身体，温暖着我们的心。当时所感受到的那种恬静自若、惬意静谧的生活，我至今无法忘怀。

第四节　两心相悦，十指生根

　　我与夫人朱老师的相识相知，还要从我们大学时说起。如今大学生谈恋爱大家都习以为常，见怪不怪了，但是我们那会儿学校有规定，不允许大学生谈恋爱。那个年代思想还比较保守，与现在年轻人谈恋爱可不同。在我印象里，朱老师那时梳着两条大辫子，个子不高，闪亮亮的眼睛中透着几分聪慧，穿着朴素却很整洁。她平时不爱说话，但学习成绩一直很好，各种文体活动也少不了她的身影，而且她还是个心灵手巧的姑娘。记得那会儿学校一开大会她就在下面钩毛线，她会钩各种花样，她钩的书包，样子十分别致，惹得其他同学羡慕不已。

由于时代观念的影响，那时候我们对待恋爱还是十分慎重的，彼此不会轻易承诺。虽然少了如今年轻人的怦然心动，却也因对彼此有了足够的了解而感情更加深厚。虽然没有经历轰轰烈烈的爱情，却也让我们体会到沁人心脾的温暖和甜蜜。现在回想起来，心中依然留有我们彼此初识爱情的模样，这段经历我老伴儿应该感触更多，还是让她讲讲吧。

（以下内容为朱桂茹老师所著）

那好，我来说说。在我印象里，那时李老师是一个踏实、不张扬、任劳任怨的男孩子。作为班干部，他默默地为班级干实事，为同学谋利益，从来不争名夺利。现在回想起来，这么多年李老师依然坚持着这样的人生准则，不图功名利禄。记得他当处长和局长那会儿，开会完全可以坐汽车，但他从来都是只骑自行车。后来在内蒙古当副院长时，出差完全可以坐卧铺，但他每次都只坐硬座。他一辈子就是这样，勤勤恳恳，任劳任怨，不图高官厚禄，工作上尽心尽职，这也让我觉得他很可靠，很靠谱。

再来说说我们的爱情故事。爱情这东西是讲究缘分的，缘分有时候就是让人难以捉摸。我原本是1959年入学，他是1960年入学，我们原本不是同一届，但是命运就像冥冥之中给你安排好了一样，中间总会播放一些小插曲，最终把你们带到一起。

我家兄弟姐妹七个，我是老小，先天不足，后天失调，体质不好。

大学期间在一次体检中因为肝功能异常，转氨酶稍高一点儿，肝大两厘米，医生强制要求我隔离。现在说来这也算不上什么大病，但当时学校要求我休学一年。当时我很不情愿，于是请求班上几个要好的同学帮我在课上记笔记，我在家自学，虽然一学期有大部分的时间没去上课，但是在期末考试中，我的各门学科都取得了优异的成绩。可是学校并没有因此让我免于休学，反而因为缺课时间太长，强制要求我休学一年。

　　一年以后，我再次回到学校，就是跟着下一届的学生一起学习。休学的这段日子虽然让我耽误了学业，但也因休学给我带来了一段美好的缘分。我被分到李老师他们班级，当时他是我们班的团支部书记，同时也是我们年级的级分会主席。那会儿，我是团小组长，我俩又在一个小组，因为工作上接触多了，久而久之，我们便渐渐熟悉，互相了解，经常一起讨论工作，周六偶尔也会在学校一起看看电影，彼此很要好，但也只是同学关系。

　　可缘分这东西就是这么巧，我家原本住在城里，后来搬到了海淀黄庄，而他家住在大钟寺，我们两家之间坐公交车只隔了一站地，周末放假我们经常一起回家，这无疑增加了彼此接触的机会。时间的积淀让我们由熟悉到了解再到相知，课下我们经常一起讨论，温习功课。当我们取得优异成绩时，会互相交流学习心得，彼此分享快乐。或许那时我们心中都有好感，但彼此都未曾言说。我们心里清楚，一切都要以学习为重，任何事情都不能凌驾于学习之上，学习上的共识搭建起了彼此心灵的桥梁。

记得那会儿，每年夏天学校都会布置割麦子的任务，每人必须定时定量完成。说实话，我是一个最怕劳动的人，我倒不是因为怕累，而是因为体质不好，每次劳动都要远远落在别人后面。再加上我是个自尊心很强的人，所以一有劳动任务就很发愁。

又是一年的夏天，田野里一片金黄，看到那一片片翻滚着的麦浪，心里愁苦不堪。学校早早按人头分配好了任务。那一天，全班同学来到田间，我站在一眼望不到头的麦子前，还没开始割，心中早已泄了气。事实也是如此，体力的匮乏很快拉开了我与别人的距离，尽管我已经尽力追赶，但也无济于事，还是越落越远。经过几小时的体力奋战，一些同学已完成任务即将离开，再看看我，眼前的麦子还有大半没有割，这时的我心急如焚。而此时，我发现麦子的另一头有一个身影正在缓缓向我靠近，又仔细看了看，那不是李老师嘛。不知何时，李老师竟无声无语地帮我割起了麦子……

　　割麦子这种体力劳动，别说女同学，就是男同学做起来都十分费力。我每割一会儿就要坐在田间休息一下，但李老师像不知疲倦一样，我眼看着麦子一捆捆倒下了，他的身影也越来越近。

　　夕阳西下，李老师的身影也越来越清晰，只见他额头上一颗颗晶莹的汗珠顺着脸颊滚落下来，满脸通红，汗水已经浸透了大半截衣服，手上的泥土、细小的划痕、凸起的水疱布满整个手掌。我看在眼里竟说不出过多感谢的话，心中所有的感动只能浓缩在一句简单的"谢谢"当中，但这两个字又显得那么的微不足道。

　　劳作完我们结伴而归，一路上没有过多的话语，没有浪漫的故事。也正是这些生活中的小事把彼此的情感交织在一起。这份感动如今依然无法用合适的语言来诠释，但已深深珍藏于心底。

　　大学的生活平静如水，我们的感情也越来越深厚，但谁都不曾打扰对方，只是驻足于原地静静守望，彼此心中一直珍藏着那份神秘与期待。

转眼间我们即将毕业，同学们纷纷被安排到各地实习，那一年我被分到了延庆。原本体质不好的我，在实习期间，身体又出现了一些状况。

我是一个十分怕冷的人，在实习的那段日子里，不知为何整个人突然变得特别怕热。大冬天我也要把袖子挽起来，感觉整个身体有用不完的热量。平时我饭量比较小，一个月最多也就吃16斤粮食。但是那段时间，我的饭量突然大增，一顿饭我就能吃8两粮食。当时出现了这样的变化，我还挺高兴，觉得能吃了，身体会越来越好，但是吃得多了，身体不但没有胖，反而瘦了好多，一个月下来瘦了将近20斤。

一天上午我和同学去药房称药，刚到10点钟，我就饿得不得了，整个身体像被掏空了一样，两腿发软，心发慌，头也晕晕的。我跟旁边的同学说，最近总是饿得特别快，手有时候也不受控制，写字直哆嗦。

"小朱，我看你的脖子好像有点儿粗。"一旁的同学说。

我一摸确实有点儿粗，而且我的手又开始不听使唤了，我明显能感觉到手在颤抖，我知道这不是什么好征兆。

于是我急匆匆跟老师说明了情况，请了假，打算回家检查身体。回到北京，我马上去了301医院做检查，结果显示是甲状腺功能亢进，也就是我们说的"甲亢"。

甲亢这种病现在也很普遍，多数情况下是由于工作或学习压力大、长期疲劳、情绪波动大、生活不规律等原因造成的。患者一般会出现怕热，消瘦，心悸，心慌，失眠，多汗，脖颈肿大或微肿，眼球突出等症状。

从中医的角度来说，这是因为体内七情不遂、肝郁不达所致。肝火旺盛，灼伤胃阴，阴伤则热，胃热则消谷善饥。吃进去的食物不能转化为人体的能量，都转化成了热量，所以得这种病的人，短时间内容易迅速消瘦，怕热，疲乏无力。甲状腺功能亢进与人的情志和体质有着极为密切的关系。

　　我在读大学那会儿，对自己的要求从来没有松懈过，每学期都会制订一个详细的学习计划，每个月有每个月的目标，每周有每周的任务，我想很可能是因为这样苛刻的要求再加上自己体质的原因，身体才会出现这样那样的问题。

　　当时我的病情很严重，医生建议我做手术。我知道如果做手术必然会耽误学习，这样可能又要推迟一年毕业，当时我真的要彻底崩溃了，我完全接受不了这个事实。一方面我担心身体的问题，另一方面我不想再耽误学业。我的情绪坏到了极点，感觉天要塌下来了，我一个人跑到没人的地方痛哭，心里特别难受。

　　李老师得知这一情况后，给予我很多关心、照顾和安慰。我清楚地记得，他当时对我说："既来之，则安之，自己完全不用着急。慢慢调养，好好治疗，病很快就会好起来，有我陪着你，帮你渡过难关。"真是患难之时见真情，几句贴心的话温暖着我的心田，给了我战胜病痛的信心和决心，我决定住院手术。

　　每到周末，他就往医院跑，还会给我带一些水果、点心。在当时食物紧缺的条件下，这些东西都是稀缺的食品。我记得当时每人每个月只有半斤点心票，许多同学自己都吃不饱。到了月末的最后几天，许多男同学就已经把这一个月的粮票用光了，余下几天就要靠喝粥度日。而在这种情况下，李老师还能想着我，把省下的点心送给我吃，我心里很受感动。

　　那时我在301医院住院，每次李老师都是从大钟寺走到301医院（五棵松），就为了用省下的车费给我买水果。这样一点一滴的相伴与关爱打动了我的心，我觉得他是一个可以信赖的人，可以托付终生的人，就这样在患难中又一次拉近了彼此的距离。从那时起我们真正走进了彼此的内心，但也只是放于心底，默然相爱。

　　现在回想起来，那段时间他在精神上和生活上都给予了我很大的帮助，虽然我们在一起的日子里，没有像如今的年轻人一样一起逛街、看电影的经历，但那段日子还是苦中带甜，幸福满满。

还好天遂人愿，那一年我们一起顺利毕业，而且毕业后我俩都被分到内蒙古工作。注定的缘分逃也逃不掉，我们就这样自然而然地走到了一起。在去内蒙古之前，他为了给予我更好的照顾，我们决定携手步入婚姻的殿堂。

第五节　携手中医路，相伴到永久

（本节内容为朱桂茹老师所著）

1968 年初我俩被分配到内蒙古工作。我们先到了乌达（现合并为乌海市），被分配到乌达矿务局医院，那是矿上最基层的医院。

当时我拿着一个皮革包，李老师手提一个现在市面上基本买不到了的柳条包，一路风尘仆仆来到内蒙古。这里的一切与北京完全不同，人们的衣食住行都透着当地的风俗习惯。

当时和我们一起被分到内蒙古工作的还有一对

夫妻，我们 4 个人被安排住在同一间房里，房间不大，4 个人住显得有些拥挤，房子只有一个房间，中间仅用一个门帘隔开，4 个人同住有很多不便之处。

几个月后，终于给我们两家分开，每家都分了一间房，房子虽不大，但也算有了独立的空间。房子没有厨房，只在外面有一个简易的凉房，是锅炉房改造的，既没窗户也没有门，这里就成了我们平时做饭的地方。厨房里有一个铁炉子，这里的人都习惯用烟煤生火做饭。当地的工人听说我们是从北京来的医生，特别热心地教我们怎么生火、点炉子。因为烟煤灰很大，所以当地人的厨房往往与住房分开。虽然以前没有用过这样的炉子，但是这里的煤质很好，生火做饭还比较顺利。

"饭做好了，快来吃吧！"李老师大声叫我，这时我们才发现屋里竟然没有桌子，只有一把椅子，每次吃饭的时候，我们也只好把椅子当桌子用。后来热心的工人送给我们两把小板凳，我们才有了坐着吃饭的地儿，当时这就是我们的全部家当。

到内蒙古工作，是我们第一次背井离乡到这么远的地方，如果说不想家，那是不可能的。我记得刚到内蒙古的那几个月，周围环境和生活习惯的差异使得我们各方面还不太适应，想家的思绪一直萦绕在心头。一到周末我们就跑到火车道沿线，远远望着一列列通往北京的火车，默默不语，每当这时思家的心情总是久久难以平复。

还记得第一次蒸馒头时的情景，虽然在家我们都见过蒸馒头，但并没有自己动手做过。我们俩尝试着和面、加水、揉面，费了半天劲，眼看着一个个馒头成了形，便下锅、烧火、加柴，等待馒头蒸熟。不多时，就听到锅里发出咕噜咕噜的声音，我俩有些纳闷，开始觉得有点儿不对劲。于是我们慢慢掀开锅的一角，发现锅里的馒头已经面目全非，馒头都顺着笼屉流到了下面，已然变成一锅面粥，粥已经被煮开了，蒸馒头最后以失败告终。

生活的意义就在于不断尝试和摸索，渐渐地，我们学会了生火做饭。热心的女招待员又教我们如何剪花边贴墙围子。虽然生活条件有些艰苦，但是工人们的热情和善良总是让我们心里暖暖的。

由于内蒙古地处偏远山区，当时物资极度短缺，当地没有店铺，平时很难买到蔬菜，水果也几乎没有，很长时间才能盼来一次输送物资的小车。

"小朱，快出来啊！那边来了很多卖东西的小车，我们快去凑凑热闹。"朋友在外面大声呼喊。

我们一路小跑，只见熙熙攘攘的大街上到处都是老百姓的身影，他们手里都大包小包地拎着买来的东西，有蔬菜和各种各样的生活用品。这些东西被放在一个个简易的房子里进行买卖，房子没有窗户，门口用一个厚厚的门帘遮挡，掀开后才能知道里面卖的是什么。由于物资短缺，盼来一次卖东西的不容易，每次遇到这一情景，大家都会一拥而上，你推我挤，东西被一抢而光。我可以毫不夸张地说，为了买肉真的能挤断肋骨。

我对朋友说："咱们去买点儿肉吧，好久没吃了。"说罢，我们急急忙忙地寻找卖肉的地方。

"咱们买多少钱的？"朋友问。

"多买点儿吧，来五块钱的吧！"我们商量着。

当时的肉也就五毛钱一斤，五块钱估计能买个十斤左右。

"您好，来五块钱的猪肉。"我大声嚷着。

"五块钱？五块钱的怎么卖啊？我们一卖就是半扇，这么少没法卖。"卖肉的人用惊奇的眼神看着我们。

后来才知道当地人一买肉就买很多，然后切成块，用盐腌上，撒上花椒，浸在油里，吃的时候就拿出一块。不光买猪肉，别的东西也是一次性买很多，然后储存起来，留着慢慢吃。了解情况后，我们也决定入乡随俗。

从点炉子烧火做饭到买东西，我们自己都尝试着去做，生活也渐渐步入正轨。虽然还有很多不太适应的地方，但是我们也都能想办法一一解决。

我们所在的地区有很多煤炭，当地的人大多以采矿为生。矿区作业很危险，这些工人每天不辞辛苦地劳作着。采矿可不是闹着玩的，随时都可能有生命危险。工人常常要下到几十米的井下工作，他们穿着大棉袄、大水靴，戴着钢盔帽，头上顶着一个矿灯，肩上扛着一个大铁铲，光是穿戴的衣物和工具就有十几斤。如果国家有要求要提高产量，矿区的所有部门都要参与其中，到矿区支援采煤。通常情况下，女职工负责推车运煤，男职工和采矿工人一样下井铲煤。下井的男人也都穿着大棉袄、大水靴，忙的时候要连续工作十几小时，出来时一个个都染成了黑人模样，只有牙齿还保留着本色。那段时间真是年年高产，月月高产，周周高产，下井支援是常有之事，工人有什么头疼脑热或外伤，我们医生也不能耽误工作，"送医送药到井口、井下"

是那个时候我们积极响应的号召。

　　记得分配到内蒙古的那一年，我只有 26 岁，大学刚毕业，工作经验不足，中医的理论知识还可以，但西医的相关知识比较薄弱。医院因为工作的需要，要求医生轮流值班。刚开始听到这个消息，我就很犯愁。晚上值班只有一个医生、一个护士和一个药房的医生，来看病的人可不分中西医，这无疑提高了对医生的要求。

　　显然，中医不足以解决所有的问题，而当时我对西医的临床工作又不是很熟练，所以心中有些不安，总担心着万一出现一些特殊情况，自己会应付不了。于是我向医院讲明了自己的担心，当地经验丰富的医生都表示愿意积极配合我，有问题可以随时找他们，既然这样，我也就不好再去推托，就硬着头皮接下了这个任务。

　　那时候遇到病情严重的病人，我们都要到病人家里去治疗，路途再遥远也要尽量克服。尤其是遇到生孩子的，有时要穿过大沙漠来到老百姓家里给她们接生。当然老百姓对待我们也都是真心实意的，每次给病人看完病，热乎的饭菜便早已端上了桌，一定要留我们在家里吃饭。他们用最真诚的话语、最质朴的举动表达着内心的感谢。

记得有一天，我遇到一个需要手术治疗的痔疮病人，有着丰富外科手术经验的医院院长把这个机会让给了我，让我主刀手术，他在一旁进行指导。

手术开始了，我胆战心惊，心里像敲起了鼓，怦怦地跳个不停。时间一分一秒地流逝，手术正在按部就班地进行……

叮铃铃……一阵电话声响起，院长拿起电话："嗯，好，我这就去。"说着就急匆匆地走了。原本紧张的我，此时的心已经提到了嗓子眼儿，生怕出点儿什么意外。只见病人的肛门周围不断出血，怎么也止不住，我的心更是狂跳不已，头上的汗珠不断地往外冒，手心捏着一把冷汗，可是手术不能停，我也只能牢记操作步骤，硬着头皮继续进行。

"没事的，朱医生，我不怕疼，你怎么做都成。"病人强忍着疼痛，声音有些微弱。

听到这样的话，一股暖流涌上心头，简单的话语给了我莫大的支持和鼓舞，同时还有深深的感动。其实我心里清楚肛门周围神经特别多，病人一定很疼。

一小时后，手术终于结束，还好，一切还算顺利，手术基本完成，我也战战兢兢地走出了手术室，心里的石头终于落了地。有了那一次手术经验，对于一般的外科小手术，我也能自己处理了。

时间悄无声息地催着你往前走，转眼间来到这里已经有一段时间了。那一年，眼前的厨房已经破旧不堪，一场风下来，到处布满了沙子，于是我们想重新盖一个厨房。

盖房子对我们来说可是一个大工程，当地买不到砖，但是矿上说可以给我们提供木料。没有砖可以用土坯代替，但是土坯需要自己做，矿上只能提供模子。尽管条件艰苦，我们还是决定要盖厨房。于是每天下班后，我和李老师就会去一个没有人的大沙滩，从沙漠深处挖出沙子和泥土，李老师再走到几百米远的矿上一桶一桶地挑水，用水把沙子和泥土混合在一起，然后再一点一点填到模子里，拍平，然后放在沙滩上晾晒。就这样一块、两块、三块……

要是遇到晴天，坯子晾晒的速度比较快，要是赶上雨天，一场大雨下来，没晾干的坯子又需要重新晾晒，就这样，几千块坯子足足花了几个月的时间。

坯子终于做得差不多了，接下来就是盖房子了。工人们看见我们一块块运坯子，主动要求来帮助我们，大家听说了我们要盖房子的消息后，一时间，七八个师傅汇聚到我们家。我们彼此之间既有分工又有合作，有帮着和泥的，有帮着打木料的，有帮着挑水的……你一言，我一语，干得热火朝天，不亦乐乎。真是"人多力量大"，一天时间，一个厨房就盖起来了，我们简直不敢相信。

厨房盖得特别令我们满意，同时也解决了我们生活上的很多问题。厨房既可以做饭、吃饭，也可以当一个小房间来住人。厨房的后面还有一个小煤棚，平时可以放些杂物和煤炭，阴天下雨可以有个遮挡。

小小的房子搭建起我们与工人们的感情，工人们身上的那种直爽、热情深深地打动着我们，至今回想起来，依然怀念那段与工人们在一起的日子。

时间在不知不觉中匆匆流逝，转眼间我们已经在这里度过了 12 个春秋。那一天忽然从北京传来消息，由于我们的母校需要老师，让我们调回北京工作。离开久别的家乡已有十几年了，这突如其来的消息顿时让我们兴奋不已。

我们如期回到北京，学校把我们分到中医学院分院任教，我和李老师分别选择了教授方剂课和温病课这两门学科。刚刚调回来，为了保证上课的质量，我们先要去中医学院进修。李老师有一个学期的准备时间，并不需要马上任教。而我就没有他那么幸运了，我所教授的课程急缺老师，一开学马上就要去学校上课。

从跟患者打交道到一下要站上讲台，这种角色的转换对我来说还是一个不小的挑战。尤其是我一向不太爱说话，每次开会都很少发言，每次会上说得最多的一句话就是"同意大家的意见"。所以让我突然走上讲台面对这么多学生，这对我来说真的很困难。

但学校已给我们分配好了任务，马上要准备试讲。于是我们开始查阅参考书，撰写讲稿，研究课上每个环节的设置，一遍一遍地修改，终于弄得差不多了，就开始一字一句地背讲稿，当我觉得没什么问题了，就决定先讲给李老师听。刚一张嘴就觉得不是想象中那么回事，讲到一半已讲不下去了，每一句话都是磕磕绊绊，说不利索。李老师说这样可不成，这肯定不行。于是我就重新修改讲稿再背，我又找到我们的同学，由于他们比我们提前调回北京进行教学工作，在上课方面必然有一些经验。跟我的同学们试讲后发现我的授课还存在很多问题，他们跟我说："小朱啊，你这样讲可不行，语言不能重复，不能磕磕绊绊。你一开口就知道你很紧张，看起来也有些呆板，这样学生很难接受。你讲课就要像我们聊天一样，肢体表情要自然，语调要有抑扬顿挫，要跟学生有互动，还得再练练。"除此之外，他们又在授课的具体内容方面给了我很多指导意见。

为了讲好课，我每天不断练习。那时我家住在地坛公园附近，于是我每天就去公园对着树讲，我把树当成学生，带着表情，深情并茂地一遍一遍练习。

终于到了试讲的这一天，教室里坐着院长、书记和各科的老师。上课铃一响，我走上讲台，按照准备好的内容开始上课，板书的内容、语言的速度都按准备的进行，一切都比较顺利，下课铃刚一响起，我也恰好讲完最后一句话。

当时院长很惊讶，其实我自己也没想到。在所有试讲老师中，再没有其他老师在响铃的最后一刹那刚好讲完所有内容。院长和老师对我的授课内容也很认可，所以我一次就通过了试讲。我心想，谁知道我背后付出了多少努力，在地坛公园练习的时候，我都是掐着表，一分一秒地计算，每句话多少时间，讲每一部分内容需要多少时间，都讲完需要多少时间。如果时间不够，应该删掉哪一部分，哪些内容必须讲，哪些可讲可不讲，主次内容做到心中有数，如果出现特殊情况，怎样合理删减，从容应对。

试讲结束了，但是我的教学生涯才刚刚开始。为了准备新学期的课程，我广泛查阅参考书。方剂学本身就是一门很枯燥的课程，每节课都是围绕药物组成、功效、主治这几部分展开，而且每部分内容相对固定，要想把这门课上好并不是容易的事。于是我结合不同的资料，不同的参考书，以及我多年的临床经验总结，把理论知识与典型案例相结合，让学生更好地理解掌握这些知识。

我把几十年的临床经验带到课堂上，一方面丰富了我的授课内容，升华和补充了理论知识；另一方面理论又能更好地指导实践，真正起到"温故而知新"的作用，彼此互相促进。对于这样的方剂课，学生爱听，老师讲起来也更有自信，它不仅能带给学生真实感，还能使枯燥的课更生动，更有意义。

平时我和李老师除了在授课方法、所授知识上有所交流以外，还会经常对一些疑难杂症进行激烈讨论。当我们遇到一些病症不知道从何下手时，我们经常查阅杂志及相关资料。我们家有两个大书架，书架上摆满了中医书籍，茶余饭后，我们时常一起交流，彼此畅谈心得体会。

　　当然，我们也有因看病的观点不一致而发生分歧的时候。中医就是这样，它讲究辨证治疗，因为辨证的结果不一致，而后采用的治法方药也不尽相同。有分歧的时候我们谁也说服不了谁，有什么意见也只能互相保留，从实践中进行验证。所以要是有亲戚朋友介绍患者到家里找我们看病，我们一定会说你想找谁都可以，但只能找我们俩其中一个，我们不可以合着给你看病，因为我们的观点可能不一样，入手不一样，用药也不一样。

　　我在治疗皮肤病方面有一定的经验。在治疗痤疮时，通常情况下，医生会给患者用一些清热解毒、清热凉血的药。根据我多年的经验，在痤疮用药时加一些辛温发散的药会起到更好的效果。我在治疗的过程中发现，如果一味清热解毒，用凉性的药物，就很容易使毒热淤积在里面，热不散，硬疙瘩就不会化，如果在用药的时候，加一些发散的药，硬疙瘩就更容易消散。

　　我的这种用药方法是借鉴了银翘散治疗外感病

的原理。银翘散是治疗风热感冒的一个方子，中医讲究寒证热治，热证寒治，方中在寒凉的药物中加了两味温性的药。治热病，当用凉药，这里为什么要加热药呢？这就是说用药时不要凉遏太重，一味地清热了以后，这热反而淤积到里面不散。我把这个方子的原理，运用到治疗痤疮上。痤疮一般是体内有热毒，如果一味用凉药清热解毒，反而把热淤在里面，痘痘便不会消散，所以加了两味辛散性温的药——荆芥和防风，这样使用起来痘痘就会很快消散。有了这个体会后，我建议李老师在遇到类似的病症时，也可以按照这个思路用药，用了以后他也觉得效果不错。

平日里像这样的交流一直伴随着我们的生活，医生和教师不同角色的转换，也让我们体会到了不一样的人生，回想彼此几十年的相知相伴，我很欣慰，也很满足。中医知识已经渐渐融入了我们的生活，我们热爱这份事业，也愿意携手把祖国的中医文化传承下去，发扬光大。

第六节　教书育人，桃李满园

　　无论离家多远，对故乡的眷恋始终根植于人们的心底，时间的悠长，路途的遥远也无法使这份眷恋之情淡去。对北京的亲人和那块故土的思念，从未减轻。在内蒙古的那些日子里，有过苦涩，有过欣喜，但踏上归家之路的这一刻我们依然无法掩盖住内心的喜悦。期盼、亲切、温暖、熟悉，各种情愫仿佛一瞬间涌上心头……

　　北京这座城市将重新成为我们人生的新起点。

同时我们心里也清楚，中医将伴随我们的一生。我们将把它作为一个职业、一项事业、一种责任来发扬光大，惠及更多的人。1980 年，我们夫妻二人调到北京联合大学中医药学院任教师，这一干就是近30 年，这 30 年间我们用小小的粉笔书写着我们对中医的那份执着与热爱。

调回北京后，虽然我们从事的还是中医事业，但角色的转变并未像想象中的那样顺利，一切都是从头开始。我教授温病学这门课，朱老师教授方剂学。从医院踏入学校，从医生变为教师，两扇门的距离对我们来说是那么近，但又那么远。我们开始查找资料、写教案、备课、试讲，所有的工作都进入了一种全新的模式。对于没有教学经验的我们，起初也是带着内心的忐忑和紧张踏上讲台，而经历过无数个日日夜夜的思考、琢磨、修改、练习之后，内心逐渐有了一份自信与从容。

课本中的理论对学生来说总是显得有些晦涩难

懂，如何把枯燥死板的内容讲得清晰透彻，而又富有趣味，这不仅要求教师的基础知识要扎实，同时要求教师具备一定的教学方法和教学技巧。

一节课的缺席，对学生来说也许算不上什么，但作为教师，没有理由放过课上的任何一个环节，任何一个知识点。教师作为知识的领路人，一言一行学生都看在眼里，因此我们更应该对所说的每一句话负责，这也是对学生负责。

每一节课我都精心准备，理论知识的讲解不能仅仅局限于书本，于是我查阅各种资料，尽可能丰富知识来源。要想把知识讲深讲透，我先要把每个知识点弄明白，这样讲起来才能游刃有余，做到深入浅出。短短40分钟的一节课，有时我要花好几天来准备，这也让我明白了，要想给学生一碗水，必须先有一桶水的道理。理论的讲解总是有些枯燥，只有穿插真实的案例，课堂才会显得饱满。好在我们有十几年的临床经历，而把这些切实的体会作为教学案例是再好不过的选择。我们将理论与实践相结合，仔细回忆、整理、描述，尽量给学生呈现出最真实的画面，学生喜欢听，课堂内容也变得更鲜活，更具真实感。那时，我除了要完成一定的教学任务以外，还要承担一部分管理工作。当时我作为我们年级的教研室主任，要定期组织老师进行教学研究，对教学中出现的问题，学科上难以讲解的知识点进行讨论、深入研究，定期进行教学评估，教研学习，改善教师的教学方法和教学技巧，最大限度地提升教师的教学水平，进而从整体上提高教师的职业素养。

时间的脚步从来没有停歇，我也由教研室主任成长为教务处处长，后来又兼任校长助理，一身多职的教学生涯忙碌而又充实。我常对学生说，在加强医术的同时，千万不要忽视了"医德"。"德为医之本"，要以仁爱之心治病救人，作为一名医生任何时候都不要丢了自己的根本。看着一批又一批的学生步入自己的工作岗位，我心里有着说不出的欣慰和满足。

就这样，我们进进出出穿梭于校园与家的路途中，后来由于我在学校管理的事情越来越多，就逐渐减少了相应的教学任务。而朱老师这些年间一直在讲台上默默地耕耘着，在教学方面应该体会得更深。让朱老师说说这30年间的体会吧。

（以下内容为朱桂茹老师所著）

在这30年的教学过程中，我认为作为一名教师，首先要有严谨的治学精神，教师是知识的传授者，而知识的储量是衡量教师基本功的重要一环。刚步入教学的那段时期正处于20世纪90年代，科学技术水平可不像现在这样发达，各种信息的传播速度也十分缓慢。那时我们获得参考资料的主要途径就是看书，图书馆、书店是我们经常去的场所，能够买到一本实用、有价值的参考书，真像如获至宝一般。很多时候，想找的图书买不到，彼此借阅书籍就成了我们获取参考资料的方式之一。

在我印象里，无意中借到一本黑龙江医学院出版的参考书，书的内容很好，去了很多书店都买不到，于是我下决心手抄原书。书是16开的，共有上下两本，合起来也有十几万字吧，我利用课余时间，从头到尾，一字一行地抄写，最终花了一年多的时间才把两本书抄完。直到现在，我还珍藏着这本书的手抄本。

岁月就这样悄无声息地流逝，寒来暑往，日子过得平淡而有规律，我们也渐渐适应了自己的角色，尽心尽力去播撒祖国中医学的种子，培养着一批又一批有意致力于中医事业的学生，而他们也在我们的人生中留下了深深的印记。

北京的冬天不常下雪，然而那个早晨，整座北京城都笼罩在无边的大雪之中，一夜积了很厚的雪，雪花还在肆无忌惮地飞舞，眼看着并没有停的意思。我像往常一样，推着自行车走出家门，由于积雪太厚，自行车异常难骑，蹬不动，走不快，再加上迎面打在脸上的雪花，严重影响了我的骑车速度。时间一分一秒地流走，眼看就快到上课时间了，我可不能迟到。心里越是着急，越觉得这段路异常难走，心想着，照这样下去，上课肯定得迟到，我匆忙停下车，把车子扔在一边，开始四处寻找出租车。下雪天打车并不那么容易，幸好等了没多久，就看见一辆面包车朝我开过来，我匆忙上了车。

"去北京联合大学中医药学院。"

"去那儿的路太难走，你换个车吧！"

"我是那儿的老师，学生们正等着我上课呢，我要是再耽误，上课肯定得迟到，现在又不好打车，我不能让几十个学生白白等我。"

司机看我没有下车的意思，又得知这一情况，也就只好答应送我去了学校。还好，紧赶慢赶，在响铃的那一刹那，我刚好踏进教室，没有迟到。

这是我教学生涯中唯一一次匆匆忙忙走入教室

的情景。从事教育事业几十年，我一般都会提前 10
分钟来教室，利用这 10 分钟梳理一下上课要讲的内
容，和同学交流一下有疑问的地方，同时也平稳一
下自己的情绪，我会以一种积极的心态进入课堂，
以最饱满的精神面对学生。

　　课堂教学作为主要内容贯穿于教学的始终，然
而作为中医这样一门特殊的学科，要想真真正正地
领悟其精髓，仅仅掌握课堂内容是远远不够的。知
识的融合离不开人与人之间思维的碰撞，而大大
小小的教学研讨会、座谈会架起了教师与学生之间
沟通的桥梁。每个星期我都会组织教师进行教研，
教师要对这一星期的教学情况进行总结，把课堂上
遇到的问题及学生学习情况及时反馈给大家。对有
疑问的知识点进行讨论，各抒己见，有时候大家也
会为了一个问题争论得面红耳赤。教师也会在教学
方式、方法上互相取长补短，教学质量有了明显的
提升。教师们严谨的治学态度也让我们连续多年被

评为一流教研室。

学生作为教学的主体，我们秉承"学以致用"的思想，尽可能地为学生提供早临床、多临床的机会。一方面我们邀请已经步入工作岗位的毕业生来分享他们的经验，让在校生做好即将步入工作岗位的准备。另一方面，我们也尽可能多地组织学生去各医院进行临床实践，让他们能更好地了解临床的真实情况。除此之外，每学期我们还会组织学生去宣武中医医院见习，这样一来，学生不仅巩固了已经学到的知识，还能在验证知识的过程中，激发他们在更多方面的学习兴趣。除了见习以外，我们还会不定期地举办义诊活动，周末的时候就在校门口摆上几张桌子，或者一有时间我们就带着学生去怀柔、顺义进行义诊，送医送药到农村，为老百姓解决切实的身体问题。这些活动都锻炼了学生的临床能力，同时也增强了他们作为一名医生的责任感和使命感。课堂上，我常对我的学生说，毕业以后，不要非去什么大医院，去个小医院也没什么不好，从基层干起，见得多，干得多，对自己来说都是财富。大医院分科细致，可能没有那么多的机会去接触不同的患者和病种，反而把自己局限住了，这并不是什么好事。作为中医，我们时常要开方配药，如果你连药都没见过，又不了解药物的形态、性味以及用量，这势必会造成不良的后果。

　　除了要组织各种各样的活动以外，我还要做好本职工作。站在讲台上，一块黑板、一本教材、一支粉笔伴随着我的人生。方剂学是贯穿中医基础与临床的桥梁，因此它的重要性不言而喻。作为这门课的教师，我不仅要上好课，让学生理解理论知识，还要让学生能运用好这些知识。理论知识我要做到烂熟于心，同时还要结合足够的临床经验，只有这样才能做到融会贯通，呈现出高质量的课堂。我时常把内蒙古的真实案例融入其中，这样就把枯燥的知识变得鲜活起来，同时也加深了学生的记忆。对学生的要求我也是非常严格，要求背诵的药方，我会仔细落实到每一个学生。药方背得熟练，用起来才会得心应手，这也是作为一名医生最基本的要求。而从毕业生反馈的情况来看，他们也很感激我当时的严格要求，这让他们在实际工作中更加游刃有余。

从事教学工作30年来，我从自身出发，严格要求自己，以身作则，坚持教书用心，育人用爱，默默地在教育第一线播撒智慧的种子。从教30年间，我深刻体会到了为人师表的重要性，工作中的每一个细节我都认真对待，从一个简单的发型到一身干净整洁的衣服，尽量每天都能给学生一种大方得体的感觉。生活上，我也尽可能地为青年教师着想，为了给他们提供更多的晋升机会，我把学校大部分的课都分给他们，从而满足了他们晋升的课时要求，而我常常去夜大和夜校上课。在教学方面，我也是尽可能地把我多年的教学经验毫无保留地分享给大家，希望为传承中医事业贡献自己的微薄之力。多年的教育生涯，培养出了一批又一批的学生，而我们的教师队伍也取得了可喜可贺的成绩。1994年，我们学校第一个获得了北京市的教学成果奖，我们也为学校书写下了光辉的一笔。而如今我的大多数学生已经走上了各自的工作岗位，在中医的道路上发光发热，想到这些，内心的满足感油然而生。

在临床上，我坚持以微笑服务为原则，从医50多年我从来没和病人发生过冲突，当然医患关系总会有出现矛盾的时候，我尽可能地体谅病人，毕竟病人身上有痛苦，难免脾气急躁，而我更多的是想办法去化解矛盾。我时常告诉学生："医无德者，不堪为医。"作为医生，不仅要有高超的医术，还要有高尚的医德，尤其在对待病人时，我们一定要一视同仁。

回首往事，有关中医的点点滴滴汇集成我们的一生。如今我们二人都已退休，但对中医事业的传承并没有停止，我和李老师现在都还在带学生，每次出诊完我们都会和学生们一起对一些疑难病例进行研讨，希望把我们多年来的经验传授给他们，也希望他们能引领祖国的中医学迈向一个新台阶。

回望一生，无论作为教师还是医生，我们都肩负着发扬和传承中医事业的责任，我们有必要为弘扬祖国医学尽心尽力，同时我们也希望中医有一天能遍布世界的各个角落，用神奇的中草药为病人解除病患，造福更多的人。

第二章

一生所长，“医”路芬芳

第一节　悄然踏过的西医路

中医事业伴我走过了大半生的岁月，追忆往昔，神奇中草药的熏染让我保持着对中医的那份热爱与执着。研究了大半辈子的中医，虽谈不上苦心孤诣，但在事业上也取得了一定的成绩。

1968年我们大学毕业，我和朱老师一同被分到了内蒙古，这是我们踏入工作岗位的第一步。那时的我们像所有的年轻人一样怀揣梦想，满腔热血，带着初入社会的热情和好奇来到了内蒙古。这一干就是12年，这12年让我体会到了生活的艰辛和工作的繁重，也让我感受到了生命的价值和存在的意义。这 12 年让我在工作上收获颇丰，我们在实践中检验了理论，又积累了经验。领导的培养和支持，群众的信赖，再加上自身的努力才让我们有了今天的成绩。现在回想起来，依然有很多画面浮现在脑海中，这些记忆是那么真切，那么令人怀念。

当时我们被分到乌达市，乌达市设有乌达矿务局医院，乌达矿务局医院下又设有四个矿区医院。我们来到乌达市后就被分配到乌达三矿医院，三矿医院是四个矿区医院中最大的医院，同时矿区的工人、家属人数也最多。虽然三矿医院和其他矿区的医院相比是最大的，但其实所有医护工作者加起来也就 20 多个人，医院只有一个门诊部。我们被分配去的时候刚好赶上医院扩建，急需医生，院长听说我们是北京来的大学生，对我们非常重视，对我们的表现充满了期待。我们当时也没想到在这里一干就是 7 年。

刚到内蒙古那一年我 28 岁，第一次远离家乡，来到偏远的内蒙古地区。刚开始的那几个月，生活上难免会感到不适，工作上也难免会遇到这样那样的问题，但留在我们记忆深处更多的是工人们的那份热情和信任，同事给予我们的指导和帮助。这些记忆虽然已经有些模糊了，但那块土地曾带给我们的情感永远炙热地留在我们心间。

追忆 50 年前的往事，我们仿佛又回到了乌达三矿医院……一个小门诊部，只有几间房，分为内科、外科、儿科和妇科，走廊里站满了患者，一个个白衣天使不知疲倦地穿梭其中。熟悉的诊室，熟悉的办公桌，久别不见的老同事，所有的一切是那么清晰，那么亲切……

这一天，主任临时召集我们开会，院里决定为了保证患者的治疗时间，要求医生采取轮流坐班的方式进行值班。这就是说周末和晚上都要保证医院有医生，医院一共十几个医生，每个人都要轮到。听到这个消息我们的心中充满了忐忑，倒不是因为值班会增加我们的工作时间，而是怕值班期间遇到什么特殊的疾病自己处理不好。

来到这儿不过几个月，生活上刚刚开始适应，工作也逐渐步入正轨，但毕竟我们刚走出校门不久，工作中仍存在很多问题，许多知识和经验还需要进一步学习和积累。值班的要求对我们来说无疑是一个巨大的考验。中医对我们来说还比较熟悉，毕竟经历了系统的学习，但是西医真可谓了解甚少。

事实就是这样，疾病可不分中西医，患者来了，医生就要想办法医治，中医也好，西医也罢，解除病痛才是王道。50年前，在那偏远的地区，医疗设备、医疗水平大家可想而知。

白天还好，每个科室配有专门的医生，患者可以根据自己的需求进行治疗。可是到了晚上医院只有三个人值班，一个医生，一个护士，一个药剂师，重任就落在了值班医生的肩上。很多时候值班比白天还忙，所有的患者只能由一个医生诊治，一个晚上都能看上几十个甚至近百个患者。这不仅考查一个医生的专业知识和技术水平，同时考验一个人处理问题和解决问题的能力。况且医院可不是开玩笑的地儿，给病人看病可来不得半点儿马虎和大意，那段时间真的让我们得到了全方位的锻炼，我们不仅在中医方面积累了一定的经验，而且由于工作需求，我们也开始广泛地接触西医。白天一有时间我们就学习西医理论知识，我们从最基础的学起，对于常见疾病的诊断方法、用药方法，包括药量和禁忌全部要熟记于心。不仅要熟悉药名、药效，甚至连拉丁字母也要认识、会书写，这对于我们来说也是不小的挑战。除了看书查阅资料以外，一有时间我们还会去找专科医生请教、讨论。真正做到了在学中干，在干中学。虽然那段时间很忙碌，但是现在回想起来觉得那段时间过得最充实，收获也最大。无论中医还是西医，在治疗水平和技术水平上都得到了显著的提升。经过这样的磨炼，真正体会到了要想做好一名医生真心不易，理论知识固然重要，实践中的胆大心细、谨慎认真更是不容忽视，任何环节都不能出现差错，因为一个小问题就可能造成重大事故。

　　一个周日，正赶上我值班，我清楚地记得，大概中午 11 点，一对年轻的夫妻背着一个男孩来到医院。经过询问得知这对夫妻是男孩的姐姐和姐夫，男孩 16 岁，四川人，从前一天晚上开始，男孩持续高烧，前一天晚上 9 点多已有医生到他家治疗，但情况并无好转，依然高烧。在对男孩问诊的过程中，男孩精神淡漠，目光呆滞，回答也是只言片语。当时我就觉得孩子的病比较严重，但是并不能马上确诊这孩子得了什么病。当时正值春季，是流行性脑脊髓膜炎容易爆发的季节，于是我给他做了巴宾斯基反射等检查，检查结果提示情况不妙，于是我马上又请了两个西医大夫来会诊。会诊后我们几个医生还是没敢轻易下结论，都觉得这个孩子病情比较重，建议马上转到矿务局医院治疗。到了矿务局医院进行了脊椎穿刺，结果发现脊椎里全是脓，确诊为流行性脑脊髓膜炎，也就是我们常说的流脑。没过多久，病人就死亡了，一个年轻的生命就这么悄然而逝了。

现在回想起这件事还为这个孩子的溘然长逝而感到惋惜，一个花季少年竟是如此脆弱，不经意间竟被病魔偷偷带走了生命。

这件事虽然已经过去50年了，但那个上午发生的事情在我的记忆里永远也挥之不去。这件事后我也对此事进行了总结。作为一个医生一定要细致诊断、准确判断、大胆果断，尽可能地在第一时间为病人争取治疗时间，这是与生命在赛跑，与病魔在搏斗，生死攸关非同小可。

流行性脑脊髓膜炎简称流脑，这种病相信大家并不陌生，它具有发病率高、传染快的特点。流脑这种病是由脑膜炎双球菌引起的急性传染病，病菌主要寄居在鼻喉部，并可以寄居在体内几个月而不出现任何症状。一旦我们的身体缺乏免疫力，细菌会迅速导致菌血症，随之会出现急性化脓性脑膜炎。细菌死亡或自溶以后，释放出大量内毒素，有可能引起患者体温升高，造成弥漫性血管内凝血现象，出现全身出血性紫癜或紫斑、剧烈头痛与呕吐，甚至出现抽搐及昏迷。我国是流脑的高发区，流脑一年四季均可发病，以冬春季节为主，发病人群以儿童和青少年为主，但自从广泛应用多糖疫苗后，发病率大幅度下降。

流脑的传播途径主要是病原菌通过咳嗽、打喷嚏时排出，借空气飞沫传播。病原菌在体外的生活极弱，所以通过日常用品间接传播的机会极少。但流脑的传染性极高，人群普遍容易感染，6月龄至2岁幼儿发病率最高。

自从1980年卫生部批准正式生产流脑菌体疫苗以来，我国在流脑防治上取得了很大的成效。流脑疫苗成为新生儿普遍要接种的一种疫苗，一般情况下，婴儿在6～18个月时接种两剂，两剂间隔时间不得少于3个月；3岁时接种第3剂，与第2剂接种间隔时间不得少于1年；6岁时接种第4剂，与第3剂接种间隔时间不得少于3年。

接种本疫苗后，个别儿童可能会出现局部或

（和）全身的轻微的不适反应，局部可能出现红晕、轻微疼痛，一般会持续 1 ～ 2 天。全身反应有低热，1% ～ 4% 的受种者可能出现超过 38.5℃ 的发热，偶有过敏反应。流脑疫苗不是对每个孩子都有副作用，如果出现发热，一般都是低热，极少数为高热。一般孩子在打针后 48 小时发热到达高峰，之后逐步恢复正常，如体温居高不降，应速去医院请医生诊治。发热时不能用退热药，只能用物理降温的办法（即用冰袋、凉毛巾降温）进行处理。另外，发热的儿童在通常情况下是不能注射这种疫苗的。有些大孩子会在接种后出现过敏反应，也就是在接种后的十几小时内皮肤出现疱疹等，此时应请医生诊治。注射局部出现的红晕和压痛，通常在 24 小时内消退，不用特殊处理。

在乌达三矿医院工作的那段日子里，类似这样的事例几乎每天都会发生。成为全科医生的高要求对我们来说，虽然造成了一定的困难，但也从多方面提高了我们的行医水平。记得那时一有时间就翻看《西医手册》和《西医内科学》，经常参加会诊，遇到问题及时请教有经验的医生，当地群众也给了我们极大的信任和支持，现在回想起来，那段时间虽然工作上很忙碌，但是也很充实，那段时光对我们的一生来说都是十分宝贵的。

转眼到了1975年，矿务局医院要成立中西医结合部，由于当时中医力量不够，局医院的领导决定要从矿区医院选取一些优秀的中医医师。经过7年的锻炼，我和朱老师无论在技术水平上还是处理问题上都得到了很大的提升，同时也取得了一定的成绩，再加上领导的肯定，群众的认可，让我们为自己赢得了这个更好的平台，于是我们被调到了矿务局医院，在那里我们一干又是5年。

矿务局医院是当时乌达市最大的医院，医院职工加起来有二三百人，设有门诊部和病房，病房有几百张床位，医院设备也都不错，一般的手术也都能做，总体来说比矿区医院的医疗条件要好很多。

来到矿务局医院后，由于我们工作比较努力，没过多久，我就被提升为副院长，朱老师晋升为中医科主任。那段时间，医院一直在忙着筹建中西医结合部的事情，于是重任就落在了我的肩上，因此我的工作也相应多了起来，建设小药房，培训医生，购置仪器，安排门诊人员，筹建病房，除了这些我还要出门诊，工作内容繁多而复杂。

尽管如此，一段时间后我的工作还是小有成就，中西医病房办得有声有色。当时朱老师是中医科的主任，她跟病人接触得更多，相信她的感触更深。

"朱老师，你还记得当时的中西医结合部的情况吧？"

"当然记得，那时取得了不小的成效呢。"

（以下内容为朱桂茹老师所著）

记得当时病房设置了17张床位，病房的筹建都是按照西医病房的严格要求来实施的，并具有中西医结合的特色。我作为中医科的主任，还分管针灸科和药房，我们一共5个医生，其中3个人参加病房工作，对于当时来说，中西医结合部的设立是医院的一大特色，各方面的配置也是高水平的。医院来了病人，一般情况下先采用中医手段进行诊治，比如一些急诊的、发热的、感冒的、急性炎症的都先用中医来处理，有效了就不采用西医治疗。如果为了增强疗效，也可以中医、西医的诊治方法同时进行。

一次，医院来了一个得了痢疾的患者，患者一天拉几十次，用患者的话说就是基本不出厕所。要是用西医的方法就得马上输液，但是我那时决定采用中医的方法给他治疗，我给他开了三服药。3天后他再来看时，问题基本解决了，效果特别显著。现在我依然清楚地记得，我给他开的是白头翁汤加芍药汤，方中根据我自己的经验加入了消导的药。中医讲无疾不成痢，没有食积不成痢疾，吃多了以后食物集在一起生湿生热，导致热盛肉腐，大便脓血，形成了痢疾。所以我除了用以上的两个方子以外，又加上了消导的药，给他消食导滞，把积在身体的食滞导下去，很快，真的吃了三服药马上就好了。现在回想起来，那个时候我虽然年轻，但是很胆大，用的药量特别大，反而现在看病比较保守了，用药基本在常用剂量上下波动，不会偏差太大。为什么呢？其实我也并不是没有根据随便地用药，而是内蒙古当地的人体质好，因为恶劣的自然环境造就了那儿的人体质普遍比较壮，另外就是跟他们的饮食有一定的关系，他们常吃牛羊肉，食肉比较多，常喝酒，所以容易出现食积的现象，因此给他们用药绝对不能按照书本的药量来对待，一定要加大剂量才会起到应有的效果。我们刚到内蒙古工作的时候，常有当地人到医院说，大夫你给我开一个"大杂烩"。"大杂烩"不是饭馆里的菜吗？药怎么还有"大杂烩"？当时不明白，后来才知道，他们当地就是有这种习惯，要是身体有些上火，感觉不舒服，就去医院让医生开个"大杂烩"。"大杂烩"是什么，无非就是清热解毒、消食导滞的药物用来清理一下身体多余的毒素，清热，解毒，调理一下身体，这就算作当地人的一种习惯吧，现在来说也是治未病的一种方法。所以考虑到这些，我觉得对于当地的人来说，一般的药量是不行的，所以在用药时，用量上比正常的用量大一些，效果也明显一些。

对于得痢疾的病人，可以服用白头翁汤和芍药汤。下面来简单说说这两个方子的用法和功效。白头翁汤的处方是：白头翁15克、黄柏12克、黄连6克、秦皮12克。这个方子的主要功能是清热解毒，凉血止痢。

白头翁的功效是清热解毒，凉血止痢。黄连因味苦，可以祛除湿邪，有泻火解毒的功效。黄柏可以清下焦湿热，也有清热解毒的作用，对于治疗痢疾效果显著。秦皮苦涩而寒，清热解毒的同时还可以收涩止痢，对治疗痢疾也会起到很好的效果。

芍药汤有这样的歌诀："芍药汤内用槟黄，芩连归桂草木香，重在调气兼行血，里急便脓自然康。"通过这个歌诀我们知道芍药汤的组成成分，它的处方是：芍药30克，当归、黄连、黄芩各15克，槟榔、木香、炙甘草各6克，大黄9克，肉桂5克。

痢疾多数情况下是因为湿热塞滞肠中，气血失调所致，所以在治疗过程中要以清热燥湿，调气和血为主。此方中黄芩、黄连性味苦寒，入大肠经，具有清热燥湿解毒的功能。重用芍药养血和营、缓急止痛，配以当归养血活血，体现了"血行则便脓自愈"之义，且可兼顾湿热邪毒熏灼肠络，伤耗阴血之虑。木香、槟榔行气导滞，"调气则后重自除"，四药相配，调和气血。大黄苦寒沉降，合芩、连则清热燥湿之功著，合归、芍则活血行气之力彰，其泻下通腑作用可通导湿热积滞从大便而去，体现"通因通用"之法。此方加以少量肉桂，有辛热温通之性，既可助归、芍行血和营，又可防呕逆拒药，属佐助兼反佐之用。炙甘草和中调药，与芍药相配，能缓急止痛。几味药配合使用，湿去热清，气血调和，对于治疗痢疾效果显著。

除了一些常见的疾病以外，由于当地工人大部分在矿井下作业，长期吸入大量游离二氧化硅粉尘，矽肺是当地工人最常见的一种疾病。矽肺的发展是一个慢性的过程，一般早期症状不明显，随着病情的进展会出现多种症状。患者会感到胸闷、胸痛、咳嗽、咳痰、气喘等，逐渐形成支气管哮喘，喘得比较厉害，久病会形成肺空洞，最终导致肺部广泛结节性纤维化。

现在所说的慢性阻塞性肺疾病（慢阻肺），那个时候还没有这个名词，矽肺的临床表现就像慢阻肺，治疗起来很困难，而且患者很痛苦。由于当地得矽肺的病人比较多，矿务局设有一个专门的疗养院，但那儿主要采取西医的方式进行治疗。西药怎么治我倒不是很清楚，但我们遇到这样的病人，往往会采用中医的方法给病人治疗，用一些清热化痰养阴的药。另外我常用的方法是，药用一味黄芩，以清肺热、杀菌；再添一味丹参，以活血化瘀；外加灸法来灸百部穴，用这个小方来治疗肺结核、矽肺等肺病，再配上青链霉素，效果特别好。回到北京之后就再也没用过，北京肺结核、矽肺的病人很少，在那儿时常用它做一个基本方，用于治疗肺结核和矽肺，患者的症状缓解得真的非常好，用药后患者觉得很舒服，再配上益肺养阴的药用来补肺气，增强抵抗力，所以那时候中西医结合取得了很好的成效。有时候矽肺疗养院也会请我们去给他们进行义诊、会诊，采用中西医结合的方法治疗，治疗后病人的精神状态明显好转，有效地改善了咳嗽气喘的症状，结核患者也很好地缩短了治疗时间，痊愈得更快。

在内蒙古的十几年间，我们一步一个脚印，从最基层做起，踏踏实实地工作，特别是李老师更是任劳任怨。记得那时，李老师三十岁出头，在矿务局医院任副院长，当时他是我们医院最年轻的领导，虽然我们都是北京来的大学生，但是我们并没有觉得自身有什么优越感。我们在生活上简简单单，工作上兢兢业业，李老师更是如此，他从来不挑挑拣拣，领导交代的任务都是尽可能地去做好，再苦再累都没有过怨言。他的辛勤劳动也是领导和同事有目共睹的，那些年李老师年年被评为"先进"，可他从来不在乎这些，在他眼里荣誉和地位都算不了什么，不足以记在心里。但我内心清楚，任何光环的背后都隐藏着无数的汗水和付出，这也是我最欣赏他的地方。李老师作为最年轻的领导，院里一有什么事，总是冲在最前面。记得那会儿，医院一做大的手术，就要求领导随从，他和医生护士共同奋战在第一线上，无论白天黑夜，他都是从头到尾坚守在手术室。

时光飞逝，几十年的光景就这么匆匆而逝，内蒙古的这段经历为我们的中医事业奠定了坚实的基础。我们从一名普通的中医大夫，开始学习西医，了解西医，并广泛接触西医，内、外、妇、儿等各科技能也在摸索中慢慢掌握，最终成为一名多面手医生。十几年的临床锤炼让我们积累了丰富的经验，这对我们后来走上教学岗位也大有裨益。我们拥有了大量真实有效的教学案例，在极大程度上丰富了教学内容，而反过来，这些临床实例又进一步印证了理论知识的正确性，加深了学生对书本知识的理解和记忆，从而提高了教学质量。所以现在我主张学生"多临床，早临床"，到基层去锻炼，因为见多才能识广，实践出真知。

在内蒙古的这12年里，我们二人风风雨雨，携手共进，生活中有苦涩，工作中有艰辛，但是这12年是我们一生中永远无法忘怀的12年。我们很庆幸自己有这样一个机会，我们很感谢领导的培养和群众的信任，这12年留给我们太多记忆，太多感动。在这里，我们挥洒青春实现理想，那些岁月，那些足迹都将永远留在这片土地上，珍藏在我们的记忆里。

第二节　让你一目了然的"验诊"

　　中医传统的诊断方法望、闻、问、切，相信大家并不陌生，也就是我们常说的"四诊"。四诊法是两千多年前战国时期的中国民间医生扁鹊总结出来的，流传至今仍被现代中医所用，当然这其中定有它的合理之处。四诊法符合中医要求的整体、系统、辨证等理念，同时它也为中医临床诊断和治疗奠定了一定的基础。除了传统的四诊法以外，我认为由于时代和科学的发展，验诊也是不可或缺的一个重要组成部分，所以我在给病人看病的过程中一定少不了验诊，在传统中医的基础上融入科学手段，让中医更符合时代的发展，让中医事业与时俱进。

中医看病讲究一定的步骤和方法，医生先要了解和收集病人的有关资料。中医认为人体是一个有机的整体，局部病变可以影响全身，全身的病变也可以反映在局部，我们所说的"牵一发而动全身"就是这个道理。我在给病人看病时，通常先让病人自述病情，在这个过程中了解病情，收集资料，从整体上对病人的情况有一个大致的了解。当然为了获得关键性的信息，我也会进一步对病人进行追问，抓重点，抓细节，抓主要矛盾。

医生要对有效信息进行提取，对疾病进行辨证。医生要将四诊得来的资料，根据人体正气的盛衰，病邪的性质，疾病所在的部位深浅等情况，进行综合分析，一般可归纳为"八纲辨证"，即阴、阳、表、里、寒、热、虚、实，还可以加上气、血，我们称为"十纲辨证"。

辨证很重要，它是用药的依据，正所谓"对症下药"，病症判断不准，用药必然会有偏差，所以辨证可是考察一个医生技术水平的重要环节之一。

病症确定了，接下来就是根据病人的情况选定药方确定治疗方法，医生要分析出病因和病机，通过判定来确定是什么原因引起的病症。就拿我们最常见的感冒来说吧，病人是风寒感冒还是风热感冒？不同的病机往往会表现出相似的病症，医生要能够透过现象看本质，进行深入分析和准确判断。如果病人是风寒感冒，那医生要选用辛温解表的药加以治疗，也就是用性味辛温的药物发散风寒，解除表证的治疗方法。那如果是风热感冒，我们就要采用辛凉解表的方法对症下药，也就是用性味辛凉的药物发散风热，解除表证。用药不同起到的效果必然不同，对症下药才会药到病除。

接下来的选方用药考察的可是医生的基本功，中医的药方大大小小可谓是成百上千，要在不计其数的药方中选取最适合的一个如同大海捞针一般。

医生不仅要知道选哪个方子，还要清楚地记得每个药方中包含哪些药，药的用量是多少，这些环节每一步都马虎不得。短短一二十分钟的时间医生要收集信息，辨证分析，选方用药，这无疑是对一名医生基础知识、专业技能、应变分析等综合能力的考察。

对于风寒感冒的病人，我们可以选用香苏饮和杏苏散这两个方子。

香苏饮的组成：紫苏叶9克，香附9克，陈皮9克，炙甘草6克，生姜9克，葱须3头。主治外感风寒，内有气滞，发热恶寒，头痛无汗，胸脘痞闷，呕逆泛酸，不思饮食，舌苔薄白者。

杏苏散的组成：紫苏叶9克，杏仁9克，半夏9克，茯苓9克，橘皮6克，前胡9克，苦桔梗6克，枳壳6克，甘草3克，生姜3片，大枣3枚。适用于感冒引起的咳嗽、鼻塞；急慢性支气管炎、支气管扩张、肺气肿引起的咳嗽，属凉燥痰湿者；对秋燥伤风咳嗽有显著效果。

对于风热感冒可以选用银翘散，组成成分有：连翘 15 克，金银花 30 克，苦桔梗 10 克，薄荷 6 克，竹叶 10 克，生甘草 6 克，芥穗 10 克，淡豆豉 10 克，牛蒡子 10 克。主要适用于外感风热或温病初起，发热无汗，或有汗不畅，微恶风寒，头痛口渴，咳嗽咽痛，舌尖红，苔薄白或薄黄，脉浮数。

中医看病固然会遵循一定的步骤和方法，但是要想全面系统地了解病情更离不开"四诊"，四诊法当然不是简单的望、闻、问、切，它的每一项内容都非常丰富，在这里我就简单教大家辨别一些疾病的小信号。

望，主要是看病人的精神、气色、形态和舌头。

1．正常人的面色微黄，红润而有光泽。

2．满面通红，多为实热；若两颧绯红，多为阴虚火旺之虚热。

3．面色白而虚浮多气虚；面色苍白而枯槁多为血虚。

4．面色淡黄多为脾胃虚弱营血不足。

5．面色黑多属寒证；虚证常见于久病、重病；面色枯槁无泽萎黄，多为脾胃虚弱，营血不足。

闻，是医生通过听觉和嗅觉了解病人的声音和气味两方面的变化。听声音即观察病人的语言、呼吸、咳嗽等声音的变化，嗅气味即观察病人的气息和味道，以协助辨别疾病的虚、实、寒、热。

问，是医生对病人或其家属有目的地询问病情的方法。有关疾病的很多情况，如病人的自觉症状、起病过程、治疗经过、生活起居、平素体质及既往病史、家族病史等只有通过问诊才能了解，所以问诊是中医诊法的重要一环，它对分辨疾病的阴阳、表里、寒热、虚实能提供重要的依据。明代医学家张景岳在总结前人问诊要点的基础上写成《十问歌》，即"一问寒热二问汗，三问头身四问便，五问饮食六问胸，七聋八渴俱当辨，九问旧病十问因，再兼服药参机变，妇女尤必问经期"。问在医生的诊疗过程中十分重要，医生不仅要会提问，知道问什么，还要问重点，问细节。

切，是切脉，或称脉诊。脉诊起源于中医的经络学说，立足于中医之脏腑气血理论，是在阴阳、五行等中国古代哲学思想的指导下而日趋完善的。古代曾出现"悬丝把脉"这样一种形式，但实际上，丝线是不可能传递脉象的。脉学在临床上内容十分丰富，诊脉有道，虚静为保，中医有28种脉象，医生要能够根据病人脉象的细微变化来辨别主病，同时医生也要掌握诊脉的方法、诊脉的内容。中医28脉的主病都要记牢，浮沉、表里、虚实都需明确，我后来经过总结整理，要求我的学生至少也要掌握8种脉象。

我在这里所说的"验诊"可理解为利用现代检验或化验的方法来协助诊断疾病。检验结果也确实可以为中医诊断提供帮助。在很多情况下，仅凭中医的四诊法并不能全面深入地认识疾病的本质，这种传统的诊断方法虽然体现了中医宏观和整体性的特点，具有一定的优势，但其获得的信息往往存在着较大的模糊性，同时带有很大的主观性和不确定性，不能完全解释疾病现象与本质之间的关系。在这种情况下，如果借助现代检验技术，可以更客观、更全面地反映病理变化，减少主观的片面性，避免造成误诊。传统的西医诊断包括视、触、扣、听和检验，最初的检验只涉及三大常规，分别为血常规，尿常规和便常规。而如今各种现代化的仪器检验设备应有尽有，CT、心电图、胸部透视、B超，各种检查方法也为医生提供了帮助，这些检查方法当然不只是西医的专利，同样可以为中医所用。"验诊"可以说贯穿中医治疗的始终，无论哪个环节我们都可以借助科技的力量去检测，检验报告是病人与医生之间的一座桥梁，这座桥梁也是医生诊断病症的捷径。

近些年，患前列腺癌的老人很多，中医仅凭经验是很难诊断的，前列腺癌的发病早期并没有显著的症状，我们只能依靠直肠指诊、血清PSA、经直肠前列腺超声和盆腔MRI检查来进行判断。常见的胃炎，我们也需要通过胃镜或者病理检查来确诊。

所以在传统四诊的基础上，凭借科技的力量又推动中医向前迈了一大步。

中医作为中国几千年传承和发展的国粹也要与时俱进，随着近几年来国家对中医事业的重视和相关法律法规的制定，中医行业将朝着更规范、更优化、更完善的方向发展，越来越多的人开始关注中医，关注中医养生，关注中医文化的传承。在时代发展的历史转折点上，国家在持续优化中医药健康服务的同时，作为一名中医大夫也要全面提升自己，与时代共进步，与科技同携手，共同打造一个全新的中医时代，为国家、为人民谋健康，谋幸福。

第三节　用药如用兵，轻灵去实邪

中医学历经几千年的发展传承，护佑着中华民族不断繁衍生息。中医学强调的是"天人合一"的整体观念，中医把人体看成是一个整体。人体是由若干个脏腑、组织和器官组成的，各脏腑、组织和器官之间又有着各自的生理功能，它们彼此之间既相互联系又相互制约，这样才能维持人体生理上的平衡，保证人体正常的生命活动。同样，如果身体的某一个器官出现了问题，往往会牵连身体的其他脏腑，所以中医在诊疗疾病的时候，往往从整体出发，通过局部病变来分析整体的病理变化，把局部的病变与整体的病理反应统一起来，并通过望、闻、问、切，来了解和判断患者内在的病变情况，从而做出正确判断，进行适当治疗。

《孙子兵法》云："知己知彼，百战不殆。"历代兵家无不奉为至诚。医家治病，有如兵家打仗，用药如用兵，要想用好兵必须深知将士的能力，这样才能战胜敌人。用药同样如此，善于用药的人必须深知药物的性能，这样才能用药治愈疾病。用药不当，不仅病邪无法祛除，反而有可能损伤正气，甚者贻误性命，这就如同兵家用兵不当，不但不能取胜，反而损兵折将，一败涂地。

中医讲究用药物性味之偏来治疗疾病之偏。中药里的偏性是指药物的药性，药物之所以可以治病，就是因为它的药性，当然我们知道"是药三分毒"，除了药物本身的药性之外，它也会对身体产生一定的危害，所以说凡药必有偏性，有偏性才能治偏治病。

中药有性味的不同，也就是指药物的特性和气味，即四性五味。四性指药物的寒、热、温、凉四种特性。寒凉和温热从药性方面来说属对立，而寒与凉、热与温之间只是程度的不同。另外还有平性，也就是说药性平和。寒凉之药多具有清热、解毒、泻火、凉血、滋阴等作用。温热药多有温中、散寒、助阳、补火等作用。每味药既有气又有味，气和味的不同组合形成了药物作用的千差万别。

药物的气味，可分为五味。五味原指药物的辛、甘、酸、苦、咸五种味道，后来逐步成为药物功能归类的标志。辛味有发散解表、行气行血的作用。一般解表药、行气药、活血药多具辛味，主治表证和气滞血瘀证。甘味有滋补和中、调和药性及缓急止痛的作用。一般滋养补虚、止痛药多具甘味，主要治疗虚证和痛证。酸味有收敛固涩的作用。一般具有止汗、止咳、止泻、固精等功效，可以治疗多汗、久咳、泻痢、遗精、遗尿等症。苦味有清泄和燥湿的作用，一般多用于治疗热证、火证、湿证。咸味有泻下、软坚散结作用。五味之外，还有淡味及涩味。淡味有渗湿和利尿作用。多用于治疗水肿、小便不利等症。涩味与酸味作用相似，也有收敛固涩的作用。

中药不仅每味药有自身的性质和特点，药与药之间也是有选择、有目的地配合在一起。

古人把单味药的应用同药与药之间的配伍关系称为药物的"七情"。"七情"包括"单行""相须""相使""相畏""相杀""相恶""相反"等七个方面。

"单行"指的是用单味药治病。病情如果比较单一，能选用一味针对性较强的药物就能获得较好的疗效，就可选用单行药。但是，在实际临床中，如果病情比较复杂或者病情较重，单味药便不能很好地解决问题，医生就要根据患者病情需要，有目的、有选择性地将两味以上药物配合在一起使用。这是由于单味药很难全面兼顾治疗需要，况且有的药物还具有毒副作用，选用单味药难以避免毒副作用和不良反应,因此往往需要选用两种以上的药物。药物配合使用,药与药之间会发生某些相互作用,如有的能增强或降低原有药效,有的能抑制或消除药物的毒副作用,有的则能产生或增强毒副反应。因此,在使用两味以上药物时,必须有所选择。这就是接下来我要提到的药物配伍问题。药物的配伍就像我们平时吃的食物,有相宜也有相克。药物之间更是不能胡乱组合,吃不好可能会危及性命。

"相须"是指性能功效相类似的药物配合应用,会有增强原有疗效的作用。例如石膏与知母配合使用,可以增强清热泻火的治疗效果,大黄与芒硝相配合,可增强攻下泻热的治疗效果,麻黄、桂枝同用,能明显增强发汗解表的作用,像这样将两味药组合在一起使用,明显加强了药效,也是我们临床中经常选用的药物组合。

"相使"是指在性能功效方面有某些共性,或性能功效虽不相同,但是治疗目的一致的药物配合应用,而以一种药为主,另一种药为辅,辅药能提高主药的疗效。如补气利水的黄芪与利水健脾的茯苓配合时，茯苓能提高黄芪补气利水的治疗效果；黄连配木香治湿热泻痢，腹痛里急，以黄连清热燥湿、解毒止痢为主，木香调中宣滞、行气止痛，可增强黄连治疗湿热泻痢的效果；雷丸驱虫，配伍泻下通便的大黄，可增强雷丸的驱虫效果。

"相畏"是指一种药物的毒性或引起的不良反应，能被另一种药物减轻或消除。如生半夏和生南星的毒性能被生姜减轻或消除，所以说生半夏和生南星畏生姜。这是利用配伍抑制或消除药物毒副作用的典型实例。

"相杀"是指一种药物能减轻或消除另一种药物的毒性或不良反应。由此可知，相畏与相杀实际上是同一配伍关系的两种提法。

"相恶"是指两药合用，一种药能使另一种药物原有功效降低，甚至丧失。如人参恶莱菔子，因为莱菔子能削弱人参的补气作用。但是要特别注意，"相恶"只是使药物某一个或某些方面功效减弱或丧失，并不是两味药的各种功效全部受到影响，使其所有功效全都降低。

"相反"是指两种药物合用，能产生或增强药物的毒性或不良反应。

药与药的配伍要讲究一定的原则和规律，除此之外，还要根据病症考虑到方药的组成要有一定的组方规律。一服方剂一般由君药、臣药、佐药、使药四部分组成。"君臣佐使"的提法最早见于《内经》，在《素问·至真要大论》中有"主病之谓君，佐君之谓臣，应臣之谓使"的记载。君药是方剂中针对主证起主要治疗作用的药物，是必不可少的，其药味较少，药量根据药力而定，一般比其他药物大。臣药协助君药，以增强治疗作用。佐药是协助君药治疗兼证或次要症状，或抑制君、臣药的毒性和峻烈之性，或为其反佐。使药引方中诸药直达病症所在，或调和方中诸药。例如，《伤寒论》的麻黄汤，由麻黄、桂枝、杏仁、甘草四味药组成，主治恶寒发热，头疼身痛，无汗而喘，舌苔薄白，脉浮紧等，属风寒表实证。方中麻黄辛温解表，宣肺平喘，针对主证为君药；桂枝辛温解表，通达营卫，助麻黄峻发其汗为臣药；杏仁肃肺降气，助麻黄以平喘为佐药；甘草调和麻黄、桂枝峻烈发汗之性为使药。

中药的配伍都会遵循一定的规律，这就如打仗时的调兵遣将，医生就相当于军师的角色，疾病就是我们的敌人，战争的胜败在很大程度上取决于军师的决策，我们能否战胜"敌人"就将取决于医生的遣方用药。

在多年的临床治疗中，我喜好用药轻灵。这与祖父和伯父对我的影响有关，同时我在讲授温病课时比较崇拜叶天士，叶天士和吴继冲用药都比较轻灵。中医用药各有其特点，没有统一的标准，这也符合中医学的辨证治疗的思想。

轻灵是针对药物而言的，轻是指用药的两个方面，一个是性味，另一个是药量。我在临床治疗中喜欢选用一些性味清淡的药物，同时在开药时用的量也不大，一般不会超过 12 克。

实邪是指身体内强大的邪气，它往往可以引起身体内的实病。当然这种邪气可以从两个方面产生，一种是外来的，比如说身体受到外部环境的侵袭，像风邪、寒邪、暑邪、湿邪、燥邪、火邪。也可能是体内自生的，像痰火、瘀血、虫积、食积、水湿等。

比如在处理肾阳虚的病人时，虽然是阳虚，但我一般不会用大热的药，我常选用一些温润填精的药，像鹿角胶、紫河车、巴戟天、枸杞、菟丝子、川续断等。如果病人还有虚寒之证或四肢冰凉，可以加一些补骨脂、吴茱萸、艾叶等。我很少会用干姜、附子，虽然这些辛热的药有助阳、回阳的作用，但也容易伤精液，它们都有一利和一弊。

中医认为气是构成人体的最基本物质，也是维持人体生命活动的最基本物质。《内经》中有"百病皆生于气"的说法，也就是说很多情况下身体生病都是由于气出现了问题。一般情况下人体中的气可分为这样几种情况：气实则多郁，气虚必兼滞，气寒则多凝，气热则流急不畅。因为身体情况的不同，在用药时我们也要采取不同的方法医治。虽然都是理气，但病理不同，我在用药方面也会有所不同。我往往要根据病症的情况，寒热虚实的不同，去调畅气机，运行气血，调和脏腑。

1. 对于阴虚的病人，我会在药方中加一些香橼皮、绿萼梅、合欢花，这些都是气药，补阴的同时达到理气不伤阴的作用。

2. 对于血虚的病人，我会用一些清香流动之品，以舒发肝气，如柴胡、香附。

3. 对于气虚的病人，可以加一些陈皮、佛手等，用来调理脾胃，补而不滞。

这些方法是我行医多年在实践中不断积累总结的，从中可以看出中医用药并不是单纯的缺什么就补什么，用药时切忌堆砌，在补气的时候还要加一些行气的药，这样治疗的效果会更好。中医看病就像我们做菜，一道菜都是肉你会觉得很油腻，往往味道一般，倘若菜里多加一些配菜，反而口感更佳，同时又不失单调，而且营养均衡。这就是中医的理念，从整体着眼，调理身体的各大器官，辩证地去看问题，在解决病症的同时调理身体的气血、脏腑和组织，真正达到身体的阴阳平衡，保证身体的正常功能。

第四节 调和肝脾肾，女性之根本

（本节内容为朱桂茹老师所著）

行医数十载，见过的患者无数，治愈的患者也数不胜数，中医讲究辨证，我也是在实践中摸索，在摸索中前进。这些年我在临床上也总结了一些经验，也希望把好的经验分享给大家，在大家了解中医知识的同时也能学习一些预防疾病和养生保健的方法，不管是为了自己还是为了身边的人都是有百利而无一害的。

我在中医方面尤其擅长治疗妇科疾病，女人由于自身体质和生理方面的一些特点，基本上每个成年妇女都会存在这样或那样的问题，又因为女人肩负着传宗接代的历史责任，关爱女性健康，对一个家庭乃至一个国家来说都是至关重要的。

下面我就来说说妇科病与身体一些脏器的关系。总的来说，妇科病与肝、脾、肾三脏的关系最为密切，它们互为影响，互相为用。

首先，从生理上来说，肝为阴藏、功能主藏血，调节血量，其性喜调达、和顺。肝为血脏，其功能可以贮藏血液和调节全身血量以达到五脏六腑、四肢百骸；又能调畅气机，使气血流畅，经络疏通，四肢关节健利，诸窍开阖正常，从而使机体健壮，精力充沛，性情舒畅，耐受疲劳，能以抵御外邪，所以有"肝为罢极之本"之说。临证中容易疲劳的人不一定都是气虚，因肝脏的功能异常，而出现疲劳困乏的人也不少，治疗应从养血调肝入手。肝经走行绕阴器至小腹与冲脉相合，冲脉与月经的关系很密切，它的走向上至头，向下至足，贯穿全身成为气血要冲，能调节十二经气血，故有"十二经脉之海"之称。常言"冲为血海"，一旦它的功能异常就会引起许多妇科病。如肝脏藏血、调血功能失常，引起冲脉失和，可致月经过多或过少、崩漏、痛经等。

其次，脾在人体中有着重要的作用。脾为后天之本，气血生化之源，又有统摄血液在经脉之中流行，防止溢出脉外的作用。反之，脾的运化功能减退，则气血生化无源，气血虚亏，气的调摄功能减退而致各种出血症，如便血、尿血、月经过多及崩漏。

再次，肾藏精，主管人体的生长、发育与生殖，禀受于父母之精，称为"先天之本"，待人出生后，又得后天脾胃水谷之精微充养而逐渐成熟。"二七天癸至"，也就是说妇女多在14岁左右，卵巢发育成熟，月经来潮，故可生子。如肾的功能失常可致月经病及不孕症。妇女的经、带、孕、产、乳等各个阶段均使肾气耗损，肾气在40岁左右逐渐减弱，面部、头发、肌肤均表现肾气不足，50岁左右肾气已衰竭，月经周期延长，经血量也渐渐减少，乃至闭经，出现围绝经期症候群，如潮热汗出、记忆力减退、心烦气躁、情绪激动、易怒、失眠多梦等。经过调养与治疗，到了五六十岁的女性体内阴阳又出现了新的平衡，再次处于健康状态，也就是我们常说的"第二个青春"。所以对绝经前后阴血的保护，维持肝肾功能的正常，显得特别重要。

从病理上讲，肝脾又是一对"敌人"。肝脏为将军之官，容易暴怒横逆，克犯脾土，脾为土藏，宽容豁达，容纳万物，性情柔弱，容易受肝脏的克犯，形成"肝强脾弱"以及肝脾不和之证，由于肝脏的病变引起各种妇科病，以治肝为主，但一定不要忘记健脾，才能取得疗效。

胃不同于肝，脾胃在一起就很和谐，所以脾胃是一对"朋友"。肾藏精为"先天之本"，脾主运化为"后天之本"，是气血生化之源，脾胃的功能强健，气血充足供养肾，精血必旺盛。反之，精血旺盛，更促使脾胃功能更强，治疗妇科病时，一定要注意脾肾要双补。

肝肾是一对"夫妻"，互相帮衬，爱护一生，肝藏血，肾藏精，血的化生，依赖肾中精气的气化；肾中精气的充盛亦有赖于血液的滋养，精能生血，血能化精，我们常说"精血同源"。在病理上肾精亏损，可导致肝血不足；反之，肝血不足亦可致肾精亏损，故出现妇女月经周期紊乱，经血过多或过少，甚至闭经，导致不孕症。

所以说无论生理上还是病理上，肝、脾、肾三脏都是密不可分的。经之本在肾，又必须得脾之化源、统摄，得肝之调达疏泄，才能循其常，故治妇科病需重视肝、肾、脾三脏的作用。

我在临床上善于以调肝为主，理由上面已有所论述，喜用柴胡剂，多采用疏肝、清肝、养血柔肝之法，肝疏经自调。调经时，我会在妇女的不同生理阶段采用不同的治疗方法。

第五节　女子以肝为先天，以血为本

（本节内容为朱桂茹老师所著）

妇科疾病，重在调养。中医认为"女子以肝为先天，以血为本"。我们常说"有余于气，不足于血"。也就是说肝是藏血、调血之脏，又为将军之官，容易横逆动怒，气有余便是火，形成肝火。当人体肝血不足，加上疏泄、调达功能失常，就容易引起肝气的横逆暴怒或抑郁烦闷，久而久之就容易出现诸多妇科病。如痛经、闭经、月经不调、乳腺增生、卵巢囊肿、子宫肌瘤、多囊卵巢及各种妇科炎症，甚至引发癌症。所以说发病在肝者居多，尤以中年妇女为最，她们压力大，生活负担重，加之女性容易受情绪的影响，易使肝为情志所伤。

在治疗肝病上，我喜欢用柴胡诸剂，如大、小柴胡汤，逍遥散，柴胡疏肝散为基本方进行加减化裁治疗。中医认为"气有余便是火"，也就是说肝气郁结日久就会产生肝火，可在上面方子的基础上配伍山栀子、牡丹皮、熟大黄来清肝泻火；女子多贪凉，多见小腹冷痛、四肢不温、腰以下怕冷，这时可以加艾叶、小茴香、肉桂，用以温暖子宫；对于小腹胀痛可加入乌药、枳壳、川楝子来理气止痛。

肝为刚脏、体阴用阳，换句话说肝藏血为阴脏，那么要想肝的疏泄功能正常，必须要有充足的肝血濡养，肝气才能调达，所以在治疗时除了用疏肝理气的药以外，尚需配伍一定量的养血柔肝之品，如当归、白芍、地黄、枸杞子，这样疗效才好，不能一味疏肝理气，避免劫阴，防止耗血、动血。

然而肝又容易克犯脾土，这样容易出现肝脾

不和的症状，如见饮食减退，大便溏软，体虚乏力，湿盛带下。这时我们可以在柴胡剂的基础上，配伍四君子汤（人参、白术、茯苓、甘草），参苓白术散（白扁豆、白术、茯苓、甘草、桔梗、莲子、人参、砂仁、山药、薏苡仁），兼有湿热蕴结，同时可配苍术、黄柏、生薏苡仁、山药、苦参，以健脾清热燥湿。

肝肾同居下焦，肝藏血，肾藏精，精血同源，肝肾二脏无论在生理上还是在病理上都密切相连。女子的经血、孕育离不开冲任二脉。冲脉为血海，任脉主胞胎，此二脉充盈或亏虚也影响妇女的经血、胎孕正常与否。肾精充足，则太冲脉盛，血海盈满，月经能按时而下；当肾之阴阳不足，肝郁不达，每每影响冲脉充盈，或衰少，或失调，导致月经失调，周期不定，血量或多或少，孕育艰难，不孕或胎停。临床上，肾亏肝郁引起的不孕不育症最为多见，治疗除了疏肝养血之外，一定要根据肾之阴阳不足加以分别配伍，如肾阴不足时以二至丸（女贞子，墨旱莲）加枸杞子、熟地黄、何首乌、杜仲，或用六味地黄为主（熟地黄、山药、山茱萸、牡丹皮、泽泻、茯苓）加减化裁。当肾阴亏损，不能制阳，出现阴虚相火妄动，血海不宁时，可见月经先期量多，甚至崩漏，当下治疗应补水（即补阴）制火，用二至丸（女贞子，墨旱莲）加牡丹皮、玄参、麦冬、龟板、鳖甲、阿胶。若肾阳不足，给予补阳填精之品，取鹿角胶、紫河车、巴戟天、菟丝子、桑寄生。如出现畏寒肢冷，小腹冷痛时加二仙（仙茅、仙灵脾）、补骨脂、艾叶温阳散寒，必要时可用大辛大热之品，如肉桂、附子，切记量不可多，用药时间不可长久，以防伤阴。

我们常说"百病皆由气所生"，气滞则血瘀，气顺则血调。气机的调达和顺畅是多么重要。临证中，由肝的功能失常而导致的妇科病最多，所以在治疗时，应用疏肝理气、养血柔肝之法，多用柴胡剂进行加减化裁，避免病情进一步发展引起脾、肾功能失常，病情变得复杂难治。

　　以上的内容是我通过多年临床摸索总结出来的，当然女性一旦发现妇科方面出现了问题，还要及时去医院就医，医生会根据个人的情况和体质，具体情况具体分析，千万不要根据自我判断乱用药，以免造成终生遗憾。

第三章

女人，没那么简单

第一节　你离这一步还有多远

　　如今，快节奏的城市生活悄无声息地影响着人们的身心健康。男人作为家庭的支柱承担着养家糊口的责任，但女人好像并未感到轻松，越来越多的女性投入到紧张的工作中，工作压力大，任务重，无休止地加班加点，这一趋势日益凸显，而且呈年轻化发展。女人往往承担着工作、家庭的双重压力。人到中年，上有老下有小，孩子、父母都会耗费女人的精力，大多数女人都有过力不从心、身心俱疲的感受。

除此之外，不良的生活习惯、不规律的作息时间都严重影响着我们的身体。而中医讲究整体观念，认为任何疾病的发生都不是一蹴而就的，妇科疾病同样遵循这样的原则，那么我们一起来看看哪些细节促使了疾病的发生？

1. 小习惯，大问题

如今手机、电脑已经成了我们日常生活的必备品，手机不离手的现象随处可见，长时间久坐在电脑前成了上班族的家常便饭，这些看起来微不足道的小问题，也随时间的推移潜移默化地影响着我们的健康。同时，饮食不合理、暴饮暴食、吸烟、酗酒等不良习惯，更是给我们的身体雪上加霜。中医常说"邪之所凑，其气必虚"，不合理的生活习惯会使身体的抵抗力下降，各种邪气包括内因和外邪都会干扰我们的身体，导致各种疾病，妇科疾病也会乘虚而入，这成了许多女人的困扰。《黄帝内经》曾有这样的记载："恬淡虚无，真气从之""精神内守，病安从来"。这说明一个人的精神作用很重要，只有保持充沛的正气，才能抗拒病邪的侵扰。

2.既要干净，又不要太干净

当然患有妇科疾病，很重要的一个原因就是个人的卫生问题，一方面我们要重视对隐私部位的清洗，另一方面我们不要忽视了内裤的清洁。除了勤换内裤，保持卫生之外，我们还要经常把它拿到阳光充足、通风的地方晾晒。除此之外，我们还要注意内裤材质的选择，相对来说纯棉是最好的选择，亲肤、柔软、透气是其他材质无法比拟的。

随着夏季的到来，无论海边还是健身房，游泳的人越来越多，我们在享受闲暇时光的时候，千万不要忽视了隐私部位的卫生问题，尤其是在公共场合，要防止人与人之间的交叉感染。另外夫妻之间同房前后也要注意相应的卫生问题，切莫疏忽大意、存在侥幸心理。

也许你会说，上面的这些问题我都了解，平时的生活细节也特别注意,为什么我还是得了妇科病?

中国有句老话叫"过犹不及"，凡事都要掌握一定的"度"，不能太过，太干净了同样会导致妇科病。女性阴道内的酸碱度要保持一定的平衡，阴道在健康状态下 pH 值为 3.8 ～ 4.2 之间，处于酸性状态。当你过度清洁时，不仅会破坏黏膜表面，还会使阴道内的酸碱度发生变化，倘若 pH 值处于 5 ～ 6 之间，就容易引起阴道内的细菌滋生，导致各种妇科疾病的发生，如阴道炎、宫颈炎等。

3. 虽是美味，切勿贪食

除了以上原因，饮食结构的不合理也是引起妇科疾病的罪魁祸首。如今人们多数喜好肥甘、油腻、煎炸烧烤、辛辣等食品，这些食物难以消化吸收，食积日久，生热化湿，湿热蕴结下注，可致带下症，如带下色白、色黄或赤白带，宫颈糜烂等。中医讲"膏粱之变，足生大疔"，这是说，多食肥甘厚味，足以引起各种疮疡，如湿疹、痤疮、脚气、疖肿等。

另外，一部分女性喜爱贪凉，即使冰天雪地的冬季也照吃冷饮不误。同时爱美是女人的天性，即使在零下二三十摄氏度的大街上，也会看到穿短裙、丝袜的女性穿梭于人群中，这些女性确实将美丽"冻"人的气质发挥到了极致。但我不得不说，年轻是你们美丽的资本，等到中年时疾病也会不期而至，腰腹受凉很容易和妇科疾病扯上关系。

从中医的角度来说，血遇寒则凝，气血凝滞于经脉致使经脉不通，不通则痛，最常见的病症就是痛经，严重者可导致子宫内膜异位症、子宫肌瘤、不孕等。除此之外，如果下焦多寒，还容易出现带下、关节痛、腰腿痛以及小腹冷痛等症状。所以女性注意保暖应为首要任务。

4．减肥不是吃药这么简单

对于一些爱美的女孩，也许节食减肥是最简单有效的减肥方式。为了减肥，不吃晚餐，饮食过于清淡，久而久之导致营养缺乏，气血亏虚。经血来源少，则月经量少，甚至闭经。可见，不科学的减肥，容易造成内分泌紊乱、闭经或崩漏，而对于乱吃减肥药的女性，可能造成更严重的后果。曾有个女大学生找到我，因为吃减肥药短时间内瘦了 20 多斤，身体倒是瘦下来了，可带来了顽固性闭经和便秘。一味的泻下，导致内分泌失调，血枯经闭，肠失濡润，虽然服用了很多的药物进行治疗，但疗效甚微，自己后悔不已。

5. 都是补药惹的祸

滥用补药，会导致阴阳不平衡，引起内分泌的失调。中医有"大黄治病不为功，人参杀人不为过"的说法。人们都喜欢补药，参鹿之品的确是好药，用对有奇效，用错可危及人的性命，不可小觑。轻则头晕脑涨，鼻出血，牙出血，胸闷气塞，重时可引起气血上逆，发为大厥（中风脑出血）。

曾经有一位外地女子因自然流产三胎来找我医治，中医把这一现象称为滑胎，西医叫作习惯性流产。究其病因有多种，但万变不离其宗，主要是肾气亏虚，胎元不固，治当补肾为主，该女子用大剂量鹿茸、鹿胎、鹿鞭，配高丽参补之，仍未成功，其主要原因是补之太过，造成胎痿不长。犹如种地，用肥料太多，将幼苗烧死。还有个别女孩为了漂亮，追求美颜、抗早衰，擅用含雌激素的保健品，殊不知这一类保健品最容易诱发各种妇科癌症，如乳腺癌、卵巢癌等。

6. 要"性"福，也要幸福

青少年出于对性的好奇，往往通过各种手段获取性资料。由于他们缺乏对性知识的认识，再加上生理和心理的发育特点，很容易促使他们过早地接触性生活。然而，在没有任何保护措施的前提下，无节制的性生活，很容易患上性病。目前来看，尖锐湿疣是女性中最为常见的性病，它是由人乳头瘤病毒引起的传播性疾病，以外生殖器及肛门周围丘疹、乳头样或菜花样赘生物为临床表现，多发于性生活活跃的中青年，主要表现为外阴及阴道瘙痒，白带多，有异味。中医认为该病为肝经湿热，热毒蕴结或脾虚湿浊下注而致，治疗时以清热解毒、凉血利湿为主要原则，兼以扶正。常用四妙丸加减化裁。四妙丸的配方有：苍术、黄柏、生薏苡仁、川牛膝。在此基础上加蒲公英、土茯苓、苦参、蛇床子、板蓝根或用龙胆泻肝汤（龙胆草、栀子、黄芩、木通、泽泻、车前子、柴胡、甘草、当归、生地黄）加减，再配伍灵芝、黄精、生黄芪扶正抗邪，增强抵抗力，效果也很明显。

由于女性生理结构的特殊性，女性容易患各种妇科疾病，如盆腔炎、宫颈炎、阴道炎、白带异常、阴道瘙痒等。这些病症具有涉及人群广、危害大、易感染、易反复等特点，所以广大女性要做好预防工作，早发现、早治疗，不要造成终身遗憾。

同时作为成年男女，一定要对自己的行为负责，在没有准备好迎接新生命之前，男女双方一定要做好防护措施，意外怀孕对女性的伤害是很大的。人流或药流可能出现诸多后遗症，强行结束妊娠，相当于快速打乱身体的激素水平，从而导致女性内分泌失调，而内分泌紊乱是导致女人衰老的直接原因。

第二节　走出误区，悟出救人之道

俗话说"失败乃成功之母"。人生就是一个不断积累和沉淀的过程，没有谁会永远一帆风顺。在行医的道路上，我更是切切实实地体会到了这一点。要说一生行医，胆大心细是我们应该具备的素质，但医术再好的医生也难免会有失误的时候。无论报纸还是杂志，人们往往喜欢分享成功的喜悦和经验，很少看到有人分享失败的经历和教训，但我不得不说，在实际的临床过程中，误诊、误治也是在所难免的。没有人天生就是神医，好医生需要靠经验的积累和时间的打磨，见得多了，实践得多了，自然就能够从容应对了。比起成功来，我个人更注重总结失败的教训，失败中汲取的经验会以最直接、最深刻的方式修正我们的认识，也可以很好地为后人提供有价值的借鉴，给大家以警示。

与现代医学相比，中医学一方面对临床失误的研究虽然历史悠长，但并未形成规范的体系；从另一方面来说，中医学遵循整体和辨证论治的观念，在医治思想和用方用药上，并没有统一的标准。再加上，中医学与科技的融合亟待完善，在治疗的过程中，并不能通过准确的数字加以定论，这就加大了医生对病情的判断难度，误判造成误诊，误诊必然会导致误治，最终形成了一系列的连锁反应，不但病情得不到好转，反而耽误了治病的最佳时机。

案例一　温温过汗，患者毙命

误诊很可能关系着人的性命，一个不小心就有可能把患者推向鬼门关。在我的临床经历中，遇到过这样一个患者。在一个夏末秋初的季节，一个年轻力壮的小伙子背着一个 20 多岁的女子匆匆忙忙地跑进医院。

"大夫，快救救我老婆。"紧张、慌乱的他有些不知所措。

当时患者的情况确实很严重，处于昏迷的状态。由于情况紧急，我们立刻召开会议，进行中西医会诊。当时病人表现为神志昏迷，大汗淋漓，黏滞如油，面色潮红，四肢冰冷，脉沉微欲绝。据她爱人讲，她得病至今已有 20 余日，刚开始时发热怕冷，周身不适，曾按感冒治疗半个多月，但是热势并未消退，反而使体温上升至 39℃左右，并出现全身发沉，懒言少食，胸憋腹胀，大便不爽等症状。西医由此诊断为风湿热、肠伤寒待查，并做各种有关化验检查，用解热止痛及消炎的药物治疗，要等一周以后出结果。没料到，第二天病人病情加重，体温持续上升，徘徊在 40℃～41℃之间，头痛发沉，低头闭目不语，病情进一步加重。见此情形，医院紧急将病人转到中医门诊治疗，某医生用麻黄汤3剂，并叮嘱病人，药后关窗盖被，令其发汗。药进1剂，病人大汗，躁动不安，又进2剂，头昏如裹，耳聋，双眼视物不清，大汗如洗，不省人事，最终因抢救无效死亡，死后证实病人患有肠伤寒。

事后，我们对此病例进行了深入研究。西医的肠伤寒，属于中医湿温病的范畴。此病好发于夏秋湿盛季节，其病本在脾，病标在肺，治疗应以辛开苦降、芳化渗湿为法，令其气机宣扬，气行则湿化，湿去则热孤病退。且忌大汗、攻下、滋阴三法。而此案误治再三，乃至病危人亡。

一误，误在忽视发病的季节。二误，误在辨证审因不细，错把湿温当伤寒（风寒表证），一汗再汗。湿温起初的症状与伤寒相似，但它与伤寒有着本质的区别。就病因、病症来分析，湿温病为感受湿热病邪，邪遏卫气，病邪不专在卫分而呈表里同病证型，故证见恶寒少许，为时甚短，程度亦轻。热型特点为身热不扬，往往表现为：发热很高，尤其午后为重，但面不红、脉不数、项不痛，这与常见的风寒表证有所不同。而病人常表现出头重身沉，肢体倦怠，胸闷腹胀，苔腻，脉濡缓等脾胃病的症状。湿温病虽然有发热恶寒，头痛少许等与伤寒相似的地方，但二者有明显不同。伤寒为感受风寒病邪，邪闭为表，其证恶寒无汗较重，发热与恶寒同时相见，并有头项强痛，身虽痛但无沉重感，脉浮紧，苔薄白等卫表见证为主。因此二者临证不难鉴别。况且，本病用解热止痛药类已有 20 余日，热势未减，再根据病发季节，作为医生应该考虑到湿温病。湿温初起忌用汗法，医生违之，此乃三误。夏季本应慎用麻黄汤，此案例中不但用了，还叮嘱患者关窗盖被，重发其汗，这就导致患者汗出过多，损伤了心阳。在患者体内湿邪未除的情况下，反而由热动湿，湿气蒸腾，内蒙心窍，从而患者出现了神昏耳聋的症状，最终至大汗亡阳，阴液耗竭，阴阳离绝。

回忆起这一幕，心中难免泛起一丝丝的悲痛。但这悲痛的背后也在警醒医生，诊病、用药一定要细心，得当，医生的一个小失误就有可能把病人推到死神的手中。

案例二　阳痿误补，反致病增

家庭幸福美满是每个人所向往的，而两性生活也是通向幸福彼岸不可或缺的一部分，幸福生活当然离不开好的性生活，而男人在这方面往往占据着主动权。倘若在两性生活中男人表现出力不从心，同样会给婚姻笼罩上一层阴霾。

阳痿作为最常见的问题困扰着很多男人，而男人往往碍于面子很少能得到及时治疗，自行用药是多数人常会选择的方式之一。但阳痿一证，可分虚实，虚者必补，实者当泄，在治疗方法上完全不同，切莫胡乱用药，以免造成男人的"硬"伤。

前些年，我曾遇到一位患者，25岁左右，因阳痿不举一年多找到我。据他讲述，因治病心切，又难于启齿，暗自服用补肾壮阳之品，但服药数日后，尿血成块，心中担心害怕，故来医院求治。除此之外，他发觉近三个月以来腰痛乏力，整日昏昏沉沉，烦躁易怒，失眠健忘，口苦面赤，阴囊潮湿发凉，小便黄赤内挟血块，脉弦细，苔黄腻，嗜烟酒。我参合脉诊分析认为，此患者正值青壮年，本就为多气多血之人，又喜食酒肉，且常熬夜，长此以往，脾胃蕴热挟湿，湿热下注不除，侵淫经脉。肝脉走行，抵少腹，络阴器，导致大筋软短，小筋弛长，软短为拘，弛长为痿，形成阳痿不举。患者本为肝胆经湿热之症，又用热药补之，导致迫血妄行而尿血。我采用清利肝胆湿热，凉血活血之法。用龙胆泻肝汤（龙胆草、栀子、黄芩、木通、泽泻、车前子、柴胡、甘草、当归、生地黄）治疗仅两个月，病告痊愈，其妻已孕。

《景岳全书》有云："阳痿属火衰者十居七八，火盛者仅有之耳。"又云："痿证亦有湿热下注，宗筋弛纵而致者。"阳痿一证，火衰虚证，实为多见。但近几年来，湿热下注，心怀不畅，肝郁气结，致痿者也屡见不鲜。此类阳痿多见于青壮年，究其原因，多为饮食无度，过食甘肥、冷饮，嗜酒吸烟，乃至生湿聚热，再加年富力强，血气方刚，本就多热多火，久而久之，湿热蕴郁下注，侵淫肝肾，造成宗筋弛缓，发为阳痿。出现这种问题后，男人往往擅自滥用补品，这样一来犹如火上浇油，致使阳痿不愈，反生他证。

此案一方面在于提醒患者出现问题要及时到正规医院治疗，切莫凭主观判断胡乱用药；另一方面在于提示同仁，勿犯"虚虚实实"之戒，正如此案，患者本实，温补过剂，助阳生火，迫血妄行，乃至尿血，幸而治疗及时，避免大祸。

临床中的失误无论对于中医还是西医都有很好的借鉴作用，而作为一名中医大夫，我们更应该对治疗中的失误给予足够的重视，多方面分析误诊原因，研究误诊后的对策，积极主动地辨误、救误，从误治中求得医治，这应该是每个中医大夫的必修课。

第三节　"胸"险，离你只有一"腺"之隔

　　乳腺增生作为女性人群中发病率颇高的一种疾病，对女性健康造成了极大的威胁。近些年来乳腺增生发病率呈逐年上升的趋势，而患者的发病年龄也越来越低龄化。据调查有 70% ～ 80% 的女性都有不同程度的乳腺增生，多见于 25 ～ 45 岁的女性。而大多数女性并未对此引起足够的重视，但乳腺增生具有治愈难、易复发、易癌变等特点，这样的"胸"险绝不可掉以轻心。

先来看看到底什么是乳腺增生？

乳腺的变化和女人的月经周期密切相关，乳腺会随月经周期发生增生和复原的变化，这是怎么回事呢？乳房就像是装满了一串串葡萄的口袋，每一串葡萄由枝干连接，所谓的枝干就是乳管，乳管延伸到袋口，汇合在一起就是乳头。而在乳房中，我们把成串的葡萄叫乳腺叶，单个的葡萄叫乳腺小叶。

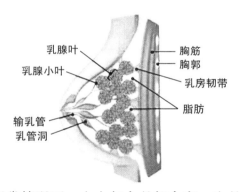

正常情况下，女人每个月都会有一次月经。在排卵期产生的雌激素的作用下，乳房的每一个小叶腺泡都开始变大扩张，乳头受到碰擦、挤压时会感到疼痛，这是因为乳头和乳腺管对雌激素很敏感，同时乳腺导管会变粗、变大、变长。这就是为什么有的女性在月经来临之前，会感到乳房胀痛。当然这可能是正常的生理性乳腺增生，不用太担心。在月经过后，扩张的乳管收缩关闭，乳房变软，缩小恢复成原来的大小。

但如果在增生和复原的过程中，有个别调皮的乳腺小叶复原得不好，维持了增生的状态，就造成了乳腺组织结构紊乱，出现持续存在的结节与疼痛。这种现象，就是我们所说的"乳腺增生"。这种变化与中医认为的冲任血海有先充盈、后疏利的生理变化理论是一致的。

从乳腺与月经的关系中，我们可以看出乳腺问题与女性的内分泌有着十分密切的关系，那到底是什么原因导致了内分泌失调呢？

归根结底，内分泌的失调与我们的生活习惯息息相关。我们具体来看看，生活中那些被你忽视的小细节。

1. 生闷气。女性经常生闷气可能造成精神衰弱，会使女性内分泌失调，从而加重乳腺增生。愉悦的心情，能让体内分泌足够的孕激素，这样乳腺就不会受雌激素的刺激而出现增生。

2．熬夜。睡眠不规律，经常失眠极易造成内分泌失调，规律的睡眠有利于平衡内分泌。

3．性生活。性生活是夫妻生活的一部分，和谐的性生活能调节内分泌，刺激孕激素分泌，对乳腺起到保护和修复作用。

4．饮食。鱼虾蟹等动物中所含蛋白丰富，倘若过多摄入富含蛋白的物质，会造成雌激素过多，可能导致乳腺增生。女性应该多吃新鲜蔬果及豆类食品。

5．无休止的压力。现今社会压力大，女性容易受其影响，忧虑烦躁。压力大会让乳腺很受伤，也会影响五脏六腑的功能，使身体失衡，导致内分泌失调，从而诱发乳腺增生。

6．药物。女性服用的避孕药有些含有激素的成分，多次服用避孕药会让内分泌出现紊乱，从而导致乳腺增生。一些含有雌激素的保健品也不利于女性健康，要知道，体内雌激素含量过多也会加速乳腺增生。

7. 乳房需要解压。内衣是乳腺的保护伞，它能保护乳房和塑造完美胸型。但如果为了性感，内衣扣得过紧，会造成乳腺血流不畅，毒素无法顺利排除，营养也无法及时输送，这会让增生越来越严重。

乳腺增生主要是内分泌失调引起的，但若采用激素医治，虽然起效快，但不良反应大，很可能导致体内激素紊乱，所以不建议患者选用。

而从中医的角度来说，乳腺增生属于"乳癖"范畴，是一种非炎性结块性疾病。中医认为其发病原因，多因忧思恼怒而得，其病机是肝气郁结、脾胃不和、冲任失调、痰瘀互结，其标在肝，其本在肾。本着急则治标的原则，应以疏肝理气止痛法为主，活血化痰散结为辅，调补冲任为佐。

1997年我在临床中随机抽取了60例乳腺增生患者，设立了治疗组和对照组，每组各30例。治疗组用我院自拟药方治疗，对照组用中国辽宁省桓仁中药厂出品的乳癖消片治疗。两组均治疗 3～6 个疗程，经过对比应用，治疗组总有效率为 97%，对照组总有效率为 93%，治疗组疗效明显高于对照组，同时我们的药方组成精炼严谨，药少价廉，效果好，又无不良反应。当时这一研究成果还获得了我们学校的科学技术进步奖，同时获得了北京东城区内部制剂批号。可见，这一研究取得了很好的效果。

在治疗过程中，我们采用内外综合治疗的方式。内服药药物组成为：柴胡、元胡、川芎、香附、青皮、当归、瓜蒌、夏枯草、王不留行、鹿角霜、鳖甲、白芥子。月经干净后一周，连续服用 21 天，每日一剂，日二服，以 21 天为一个疗程。

外用药药物组成为：柴胡、元胡、穿山甲、皂角刺、莪术、乳香、没药、昆布等。将上药研末和匀，温水加鸡蛋清调成厚糊状，敷于病灶周边外 0.5 厘米处，厚 0.3 厘米，外贴薄纱布块加胶布固定即可，每两天换一次，10 次为一个疗程。

我认为乳腺增生的发生与肾虚、冲任失调、肝脾不和有关。冲脉为血海，任脉主胞胎，冲任二脉又均下起胞宫，上连乳房，且直接影响着乳房的发育与功能。肾藏精，乳房的功能依赖于肾精的充盈；肝藏血，主疏泄又为肝所主司，肝肾又同源，与冲任二脉的功能密切相关。因此，当肾元不足，冲任二脉即不充盈，再加之恼怒伤肝，思虑伤脾，肝脾失调，生瘀生痰，痰瘀互结，乳络阻滞，即成该病。这与现代医学认为本病的发生与内分泌失调、卵巢功能紊乱的理论是殊途同归的。

在治疗过程中，应以补益肾元、调摄冲任，求于根治，方为万全。所以我在方中加入柴胡、香附、青皮疏肝理气，调畅气机，气行则血行，气顺则痰消。用当归养血和血以柔肝，使肝体得养，肝用得调，有利于肝气的舒展。元胡、川芎活血化瘀止痛，尤其是元胡镇痛作用极佳，乳痛消失，则肿块自然逐渐变软。夏枯草、瓜蒌化痰软坚散结，促使肿块早日软化变小。痰瘀互结，应以温药和之，故用具有辛温走散，透阴为阳特点的白芥子通经络，利气机，豁寒痰，散寒结，古有"痰在胁下及皮里膜外，非白芥子莫能达"之说。鹿角霜、鳖甲均入肝肾二经，为血肉有情之品，故为咸味药，均有软坚散结的特点。鹿角霜味咸性温，补肾助阳，活血散瘀，且补而不腻；鳖甲为咸寒之品，大补肾阴、通利血脉，散结消癥，二药结合，调补肾之阴阳，激发肾元之活力，以治病本。王不留行通经活血，化瘀散肿止痛，且可引诸药达病所，增强疗效。

外用药有穿山甲，咸而微寒，性善行散，活血化瘀，软坚散结，且无伤正之弊。皂角刺内消痰气凝结之症，尤为力专效宏。乳香、没药、莪术活血化瘀，止痛效佳。昆布软坚散结。诸药合用，直接敷于患处，便于吸收。内服药和缓，以求调整肝肾功能而不伤正。外用药破泄，促使肿块消失而痛止。内外结合，疗效显著。

本病乃属结块性病变，治疗应以渐消缓散为宜，且不可急于求成，服药须耐心持久，定可见效。用药还要以温和为要，尚须选用温而不燥、补而不腻、破不伤正之品，且不可过于寒凉，否则肿块不易消散。

乳腺增生与月经有着密切的关系，所以患者常常伴有妇科病。所以在治疗时，应结合经期变化而给药，以顺应女性生理阴阳变化的规律，疗效才会更为理想。如经前宜活血调经为主，中期兼以补阳，经后尚需补阴。临证时，可在本方的基础上加减化裁，以适合病情的需要。最后，还应该注意善后调养，节饮食，忌恼怒，庶免乳癌之变。

第四节 补肾疏肝，固护卵巢

近年来，我在临证中发现患多囊卵巢综合征的患者日益增多，多囊卵巢综合征作为妇科常见的内分泌紊乱综合征，以雄性激素过多，胰岛素抵抗和无排卵为主要临床特征，它多发于青春期和育龄期女性，同时具有反复性、难治性、终身性等特点。而目前西医对本病的发病机制争议较多，其发病原因尚未定论，这也成为其临床治疗中的难点。

先来认识一下什么是多囊卵巢。

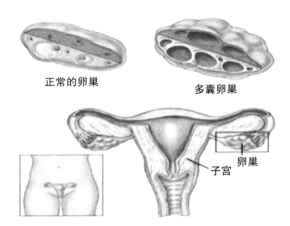

正常的卵巢　　　多囊卵巢

卵巢

子宫

　　"多囊"是指卵巢里多了几个没有正常发育的卵泡。卵泡的发育、成熟和排卵都在卵巢中进行，一旦内分泌发生紊乱，卵巢内卵泡的正常发育就受到抑制，无法选出一个发育成熟的优势卵泡，也就不可能排卵受孕。不能正常发育的卵泡残留在卵巢内，使卵巢变硬、变大，这直接影响到女性的月经和生育，而且身体也会随之发生各种变化，医学上称之为"多囊卵巢综合征"。

　　多囊卵巢综合征，其临床表现以慢性无排卵、月经稀发（月经周期推后，血量渐渐减少）、闭经、不孕、肥胖多毛和卵巢多囊性增大为主。

多囊卵巢综合征如果不积极治疗，会导致一系列恶果。对年轻的多囊卵巢综合征患者来说，最大的危害就是不孕。此外，长期雄性激素水平上升，会导致一系列代谢异常。如血脂代谢会受到影响，使女性患者在很年轻的时候就出现心血管问题；糖代谢也会出现异常，从而出现胰岛素抵抗，诱发糖尿病。由于患者体内的孕激素水平非常低，子宫内膜无法正常脱落，还可能诱发子宫内膜癌。

西医认为本病是由内分泌失调引起的，是导致女性不孕、闭经的主要疾病之一，同时还可伴有糖尿病、心血管病、甲状腺功能亢进，以及子宫内膜癌等严重的并发症。西医对本病的发病机制并未形成统一的定论，多数人认为是卵巢产生过多的雄性激素，造成体内多种内分泌系统功能异常协同作用的结果。

中医认为肝、脾、肾三脏功能失调，冲任脉受损，气血运行不畅是本病的基本病机。肾虚为本，或因先天不足，或因少女肾气未盛，或因性欲太过，或孕育繁多，或久病、大病之后导致肾脏虚损，阴阳失调，冲任不盛，血海空虚，而致月经后错、量少，甚至闭经不行而难以受孕；除此之外，一些人由于脾胃虚弱，不能运化水湿，以致痰湿内生，病人多表现为体倦乏力，肥胖怕冷，带下色白、质稀等症状。如今，女性生活负担重，工作压力大，生活不规律，早起晚睡，致使情绪常常不稳定，容易激动发火，长期抑郁不乐，多愁善感，善悲易哭，日久天长，导致肝气郁结，气机不畅，血行瘀滞而引发经行腹痛，经血稀发量少，闭经或崩漏不止，导致虚实夹杂，病症复杂，难以治疗。

临床治疗上，应以补肾为主，兼以活血化瘀、化痰祛湿、疏肝解郁之法。除此之外，多囊卵巢综合征对一部分人来说可能是伴随一生的疾病。因此要早发现早治疗，持之以恒，才能有效预防多囊卵巢带来的一系列近期及远期的并发症，这具有很重要的意义。

前不久，一女子来我诊室就诊，身子还没坐稳，已见其眼泪夺眶而出。见此情形，我只好一边安慰一边询问病情。据她所述，今年26岁，结婚已有四年之久，一直想要孩子，但至今未孕。自己和家人都心急如焚，也曾去过不少医院，但都效果不佳，这次特地从山西千里迢迢来到北京，希望能有一个好结果。从她的眼神和话语中，透露出些许的忐忑和不安，烦闷焦虑也让她变得喜悲易哭。

据她描述，月经不规律已6年有余，每次月经都会后错，大概40～90天行经一次，每次经期为3天左右，色黑、量少、有血块，同时月经期间伴有小腹胀痛、发凉、腰酸痛的症状。平时身体怕寒，四肢怕冷，白带多质黏稠，外阴瘙痒，体态肥胖。饮食睡眠均正常，大便稀软，每天1～2次。最后一次月经是2月18日，脉沉无力，舌苔薄白，舌质淡红。腹部B超结果显示，子宫前位、大小正常、内膜0.4厘米、双侧卵巢增大，未见优势卵泡。当地医院诊断为多囊卵巢改变，伴盆腔积液。女性激素六项检查，雌二醇低。其爱人精液检查正常。结婚 4 年间，因怀孕未果，心情郁闷，情绪低沉，易多愁善感。

中医诊断结果为不孕症。根据以上症状，我综合分析认为，患者肾虚肝郁，脾不健运，痰湿内阻，壅塞胞宫。在治疗方面，要以补肾疏肝、化痰除湿、调经通络为主。

药方组成如下：巴戟天 10 克，淫羊藿 10 克，醋柴胡 6 克，当归 15 克，炒枳壳 10 克，制香附 10 克，苍术 10 克，竹茹 10 克，胆南星 6 克，法半夏 10 克，陈皮 10 克，茯苓 12 克，荷叶 15 克，生山楂 15 克，皂角刺 10 克，炮甲珠 6 克，炙甘草 6 克。

服用 7 剂，水煎服，每日两次。

一周之后，患者来复诊。药后症状平稳，无明显不适，平素仍感到困倦乏力。于是我又在原方上进行了化裁。

药方组成如下：菟丝子 12 克，淫羊藿 10 克，巴戟天 10 克，醋柴胡 6 克，炒白芍 12 克，当归

12 克，制香附 10 克，苍术 10 克，竹茹 10 克，胆南星 6 克，法半夏 10 克，陈皮 10 克，茯苓 12 克，炒枳壳 10 克，泽兰叶 10 克，皂角刺 10 克，炮甲珠 6 克。

服用 30 剂后，患者症状有所好转，又服药 30 剂。共服药两个月，患者去医院检查，显示已经怀孕，自己和家人都惊喜不已，家属特地不远千里送来锦旗表示感谢，我和其他的医生也十分高兴。

多囊卵巢综合征，中西医均认为是一种复杂难治的疾病，中医认为本病肾虚是本，兼夹血瘀，兼夹肝郁，兼夹痰湿等。临证多呈现虚实夹杂，寒热互见的复杂症状，尤以肾虚痰湿致病者更为多见。治疗方法以补肾、填精、促卵泡成熟为首要，兼以活血调经，疏肝解郁，化痰除湿等诸法。尤其在排卵期加强活血通络，促其排卵是必不可少的手段。

本案中，巴戟天、淫羊藿、菟丝子，可以温补肾阳，使胞宫得以启动，卵泡得以生长、发育。阳气充足，以利气化助脾排湿化痰，加用苍术、茯苓，健脾利湿。竹茹、胆南星、半夏，可以清化痰湿；陈皮、枳壳，具有理气化痰之效。气行则水行，气顺则痰消，体胖湿重，祛痰除湿也是治病的关键，荷叶、山楂可以活血消脂。长期不孕，情志不遂，心身压抑，肝气郁结，气滞则血瘀，痰瘀互结，壅塞胞宫，脉络不通，难以孕育，所以配伍柴胡、制香附，疏肝解郁；当归、白芍，养血柔肝。肝血得养，肝气得舒，心情自然舒畅。皂角刺、穿山甲，活血通络重剂，泽兰叶（或益母草）调经通络，此3味药，共使成熟卵泡得以排出而获效。

第四章

90% 的胃都经历过这些

第一节　"嗝"不断，胃还乱

"老板，来碗麻辣烫，加麻加辣。"这样的场景对于你来说也许并不陌生，或许你也早已加入了无辣不欢的队伍，你也迷恋于街边小吃，烤冷面、凉皮、炸串……每个小摊前的人挤得满满登登，各种小吃热气腾腾，香味扑鼻的引诱真是让人垂涎欲滴，摊主也是忙得不亦乐乎，一刻也停不下来。

你是不是也对麻辣烫情有独钟？回家的路上看见街边小吃是不是也会让你流连忘返？酸爽、麻辣的感觉是不是让你的舌头过足了瘾？

中国向来是一个以美食著称的国家，相信《舌尖上的中国》给大家留下了深刻的印象，食物带给我们的乐趣无人能及，"民以食为天"已经深深地根植于人们的心中。我们每个人每天都会和食物打交道，一日三餐，煎炒烹炸，在满足身体需要的同时，更是希望通过简单快捷的美食寻找味觉的快乐，这样一来快餐无疑顺应了时代的发展。然而，胃作为人体的一个重要消化器官，它与每个人的健康息息相关。特别是现代化的中国，生活节奏越来越快，人们在奔波忙碌中往往忽视身体发出的信号，等到踏入医院大门的那一刻，才开始意识到身体的不良反应。

在我几十年的临床观察中，我对脾胃病不断摸索，独自钻研，据不完全统计，我发现大概90%的人都有着不同程度的胃病，当然这只是一个初步统计，数字的准确性还需要进一步考究。

对于胃病的治疗，中医和西医在治疗理念上还是不尽相同的，中医讲究辨证治疗，西医是对症治疗。中医把整个胃体称为胃脘，从中医的角度来说胃脘可以分为胃脘痛和胃脘痞，痞就是胸腹间气机阻塞不舒的一种自觉症状。中医认为，胃脘出现了问题，不同的人反映出的病症也不同，可能有打嗝、嗳气、反酸、胃胀等，这是因为每个人的体质不同，所出现的症状也各不相同。但西医是根据具体的病症，出现什么问题就解决什么问题，因此在对待一些病症上，我们可以采取中西医结合的方式，双管齐下，多种方法协同治疗。

胃病最初的信号可能仅仅是打嗝或者嗳气，你是否把打嗝当作一种病症呢？你有没有过因为打嗝不止而感到无奈的经历？那我告诉你，这些现象很可能与你的胃有关系。

今天我们就帮胃倒倒苦水，透过身体的外在表现去看看伤痕累累的胃。如果你也有过类似的经历，却一直认为打嗝属于一种正常现象，那么让我们先来辨别一下什么是疾病的信号，什么是正常的生理现象。

　　一般来说，偶发的、短暂的打嗝属于正常的生理反应，即使不予理会也会很快自行消失，或者喝点热水也能帮助缓解。如果你是经常打嗝，或者每到夏末秋初，天气转凉，就会出现持续性的打嗝，那么你就要引起重视了。

　　先来看看什么是打嗝。

　　打嗝，从中医的角度来说它叫呃逆，出现这种现象是因为气从胃中上逆，横膈肌不由自主地收缩，空气马上被吸进肺内，两条声带中的裂隙骤然收窄，因而引起奇怪的声响，形成打嗝现象。这可能与你的饮食有关，特别是饮食过快、过饱，摄入很热或很冷的食物饮料等，外界温度变化、饮酒、过度吸烟也可引起。

　　呃逆的重点在于膈，病变的关键脏腑在胃，当然也与肝、脾、肺、肾诸脏腑有关。呃逆的基本病机是胃失和降，膈间气机不利，胃气上逆动膈。病理性质有虚实之分，实证多为寒凝、火郁、气滞、痰阻，胃失和降；虚证每由脾肾阳虚，或胃阴耗损等正虚气逆所致。但也有虚实夹杂的患者，病机转化决定于病邪性质和正气强弱。

呃逆这种病症，是由胃气上逆动膈而成，所以理气和胃、降逆止呃为基本治法。止呃就要分清寒热虚实，分别采用祛寒、清热、补虚、泻实之法，因此，我们要在辨证的同时和胃降逆止呃。对于比较严重的呃逆，可采取大补元气的方式来治疗，急救胃气。

病症是我们自身可以察觉到的，如果你不能引起足够的重视，很可能成为暗藏在身体里的可怕杀手。呃逆这种病症很可能会引发反流性食管炎，当然每种病所表现出来的症状不是单一的，但打嗝可能是这一疾病的主要症状。

反流性食管炎说得简单一点儿，就是指食物通过胃、十二指肠反流到食管而引起的食管炎症性病变，常表现为食管糜烂或食管溃疡。反流性食管炎可发生于任何年龄的任何人群，尤其是40～60岁的男性，由于肥胖、吸烟、饮酒及精神压力等因素，成为反流性食管炎的高发人群。

反流性食管炎在中医看来属于"噎膈""胸痛""胃脘痛""反酸"等病范畴，究其病因，多与情志失调、饮食不节、劳累过度等因素有关。病机以肝胃不和，痰火气瘀互结食管，气机升降失调为关键。治疗多以疏肝解郁、和畅气机为主要方法。

我曾碰到过这样一位病人，男性，40 多岁。据他讲述，他常感到胃部反酸，吞咽特别困难，吃干食的时候必须要用白开水送下，无奈之下只能以流食为主，时常感到胸骨柄有压闷、灼热感。这位病人在来找我看病之前，曾去医院就诊，医生诊断为反流性食管炎，服西药后症状有所缓解，但时常因情绪而反复。通过看舌苔，发现他舌色嫩红，苔薄略微黄，脉象细弦。很明显，从西医的角度来看，这位病人得的是反流性食管炎，但从中医的角度来说，病人属于肝胃不和，痰火气瘀阻于食道，胃脘升降失调所致。针对这一病症，我主要是通过疏肝和胃、化痰开郁、泻火降逆、行气活血等方法治疗。

反流性食管炎常伴有打嗝、烧心等症状，这是由于脾胃湿热导致的浊气上逆引起的。如果患病时间较长，疾病后期食管瘢痕形成，造成食管狭窄，烧灼感和烧灼痛会逐渐减轻，但可能会出现永久性下咽困难，进食固体食物时可能会引起堵塞感或疼痛，严重者可出现食管黏膜糜烂而致出血。

我遇到的这位患者就属于比较严重的反流性食管炎患者，他出现了明显的噎膈现象。噎膈不同于打嗝，它是由于食管干涩，食管、贲门狭窄导致食物梗塞不顺，以至于食物不能下咽到胃，严重者进食后会发生呕吐的病症。

由于病人病情较重，基于病人的实际情况，配方药如下：

醋柴胡、杭白芍、香附、桔梗、枳实、瓜蒌、蒲公英、连翘、白花蛇舌草、熟大黄、浙贝母、丹参、元胡、紫苏梗、姜半夏、炙甘草。

患者服药一周后所有症状均有缓解，我又叮嘱他继续服药一段时间，同时注意精神上的调养。

　　食管炎的严重程度与反流症状也许并没有什么相关性。反流性食管炎的患者可能有食管反流的典型症状，但也可能没有任何反流症状，仅表现为上腹疼痛、不适，以及消化不良的症状。即使严重的食管炎患者临床表现也并不一定很严重。如果你有下列症状就应该引起注意了：胸骨后烧灼感，也就是我们平时说的烧心，以及反流和胸痛。烧心是指胸骨后向颈部放射的烧灼感，反流指胃内食物反流到咽部或口腔。反流症状多发生在饭后，而且常常在吃得过饱后出现，如果夜间反流严重，很可能会影响睡眠。任何疾病的形成并不是一蹴而就的，这与我们的生活习惯息息相关，特别是消化系统的病症与我们的饮食习惯有着很直接的关系，因此无论我们的身体发生哪些细微的变化，我们都要给予足够的重视，这些小信号的背后很可能暗藏玄机。

　　反流性食管炎常常伴随打嗝这一症状，如果你的身体出现频繁打嗝，而且打嗝已作为一种病症严重地影响了你的生活，那么你一定要予以重视，特别是在饮食和平时的生活中少食辛辣刺激食品，戒烟戒酒，一日三餐定时定量，规律饮食，适当锻炼。俗话说胃病要三分治七分养，要想有一个健康的胃就要有一个规律的生活方式。

第二节 别说你的胃痛你无所谓

　　我在临床工作了几十年，每天和不同的患者打交道，经手治愈的病人也不在少数。通过这些年的摸索和总结，我发现大部分人的胃都或多或少地存在着各种问题，我在治疗胃病方面一直保持着自己的特色和方法，并在临床的治疗过程中取得了很好的疗效。

　　慢性浅表性胃炎是胃炎中最常见的类型，临床发病率可占受检人群的 80% ～ 90%。我们静下来想想，胃出现这样那样的问题其实也不足为奇。我们从生下来的那一天，胃就开始工作，无论是液体、固体，酸甜苦辣，胃从来都是毫无怨言，全部照收。如果按每天一个人五升的标准算，一年我们吃进去多少东西？十年、二十年、三十年我们又吃进去多少东西？这样算下来，结果是不是会让你大吃一惊呢？胃无休止地工作了几十年，难免会出现一些问题，机器工作久了还要加油维修，更何况是我们的胃呢？如此说来，胃出现问题也在情理之中了。

　　浅表性胃炎属于胃病发展的初级阶段，如果您只是通过体检时胃镜查出有浅表性胃炎，而自己本身并没有任何症状，可无须治疗。但如果您有食欲减退、腹部不适、嗳气、反酸、恶心、呕吐等症状，那就需要引起重视，及时就医了。

　　浅表性胃炎属中医胃脘痛、痞满等病的范畴，它多与饮食不当、情绪不佳有关。这一病症的发生多与热、湿、郁等因素有关，所以治疗常以清热、化湿、解郁、和胃为主。

　　几年前，一位患者找到我，当时她40多岁，说自己犯了严重的胃病，去医院做了胃镜检查，显示胃窦部糜烂、黏膜水肿。

医生给她开了一些西药，吃了一段时间后，病情虽有缓解，但每当情绪不佳、饮食不慎之时，胃就会出现嗳气，尤其是饭后，胃常出现饱胀感，有时也会伴有胃痛，而且经常食欲不佳。

通过她对病情的描述，我在心里已经对她的病症有了一个初步的判断。我们的胃大体上可分为四个部分：贲门部、胃底部、胃体部和胃窦部。胃的入口为贲门，出口为幽门。胃窦部也就是幽门与胃角切迹平面之间的部分。胃窦部病变多出现于黏膜肌层，常表现为水肿、充血，炎性细胞浸润和纤维组织增生，其中以黏膜下层最为明显。病人出现了黏膜水肿，说明胃窦部有炎症，这些症状都属于慢性浅表性胃炎的表现。

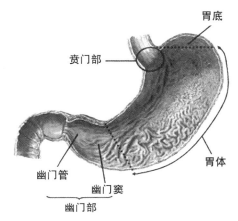

胃底

贲门部

幽门管

幽门窦

幽门部

胃体

　　我又看了一下她的舌苔，她的舌色嫩红，苔薄
微黄。正常人的舌色是淡红色，舌苔发黄说明体内
有火，该患者证属胃肠湿热。体内有火，就要清热
解毒，胃肠有湿，就要想办法化湿和胃，同时还要
辅助一些疏肝理气、活血通络的药物。

　　或许你会好奇胃出现了问题，为什么要对肝进
行调理？胃和肝到底有着怎样的关系？

　　中医讲究辨证治疗，无论身体出现任何问题，
我们都是从整体着眼，身体各个器官、脏腑之间都
是相互牵制又相互联系。中医认为肝主要在人体内

起疏泄条达的作用，它对脾胃有着重要的影响。人体吃进去的食物经过胃不断地消化，输送到肠道，脾将化生的营养、气血不断吸收后输送到全身。这种上下输送的过程是在肝疏泄畅达的基础上完成的。所以，如果肝气不疏、情绪不佳、烦躁、郁闷，就会影响消化系统的运行。

　　我以中医思想为指导，凭借我多年的临床经验，在自拟的"柔肝汤"和"清化和胃汤"这两个方子的基础上，根据病人的实际情况对药量进行了加减。当时我给这位病人开的药物配方如下：醋柴胡、杭白芍、郁金、枳壳、桑白皮、黄芩、蒲公英、连翘、白花蛇舌草、茯苓、化橘红、白蔻仁、藿香、丹参、丝瓜络、炙甘草。

　　药用醋柴胡、白芍、郁金、枳壳四种药相配伍，具有疏肝理气、行气活血的作用，其中郁金善疏肝利胆，枳壳消痞除宿食，两药相配，肝气调达，胃气顺降，脾胃安和，升降适度，最终疼痛胀满自除。蒲公英、连翘具有清热解毒的功效，我在治疗慢性胃炎的过程中尤其推崇蒲公英。蒲公英享初春少阳之气而生，甘寒平和，能清胃火、疏肝火、解郁热，清热解毒而无不良反应，是清热祛火的上品。《岭南采药录》云："炙脆存性，火酒送服，疗胃脘痛。"《本草新编》载："蒲公英亦泻胃火之药，但其气甚平，既能泻火，又不损土，可以常服而无碍。凡系阳明之火起者，俱可大剂服用，火退而胃气自生。"丝瓜络可以活血通络，祛腐生新。这样这个方子就有了疏肝理气、和胃止痛的功效。

患者服药一周后，病症有了明显好转，食欲也渐渐好了起来，为了更好地巩固疗效，又让病人继续服药三个月，病人基本痊愈。

慢性浅表性胃炎属于胃病发展的初级阶段，一般病变部位比较浅，我们要根据胃镜检查才能确认胃炎发展的轻重程度。"柔肝汤"和"清化和胃汤"是我根据多年临床经验总结出的方子，对于治疗慢性浅表性胃炎具有很好的疗效。

柔肝汤适宜于肝气旺、肝热、肝气不疏的人来使用，主要症状表现为烦躁、脾气大、胃胀等。

柔肝汤配方如下：杭白芍、杭白菊、郁金、枳壳、元胡、丹参、蒲公英、连翘、白花蛇舌草、炙甘草。

清化和胃汤主要适用于胃火盛、胃肠湿热的人来使用，可以起到清热解毒、和胃化湿的作用。

清化和胃汤配方如下：蒲公英、连翘、白花蛇舌草、藿香、姜半夏、化橘红、白蔻仁、生甘草、元胡。

中医认为"脾为后天之本"脾与胃相表里，脾属脏，胃属腑，也就是我们出生后所有的生命活动都依赖于胃摄入营养物质提供能量，当然除了胃以外还需要脾的运化，以及其他脏腑的配合。先天的优劣我们难以控制，但是后天的发展就完全由自身来把握。中医认为人体的胃可以将食物转化为气血，胃气与身体的正气有着极为密切的关系。故中医有言"有胃气则生，无胃气则死"，因此很多医生把保胃气作为重要的治疗原则。

胃作为人体吸收营养物质的关键器官，是维持生命活动的基础。如果胃出现问题，人体的吸收和消化都不能顺利进行，即使吃再多的食物也不能为人体提供所需的能量，这样人体的免疫力就会下降，各种疾病也会随之而来。

胃是一个懂得喜怒哀乐的器官。我们常说"气得胃疼"，其实一点儿也不为过。中医常说情志可致病，七情当中怒可伤肝，生气抑郁亦可导致肝气郁结。肝属木，脾胃属土，肝旺则横犯脾胃；而思虑伤脾，脾与胃又互为表里，因此一个人的情绪好坏直接会影响胃的活动，思虑过多、生气恼怒都会损伤胃。

除此之外，我们常说"病从口入"，任何疾病的形成都可能与我们摄入的食物有关系，胃是最先接触食物的脏腑，它就像身体中的一个五味瓶，尝尽一生的酸甜苦辣。饮食不规律，暴饮暴食，饮食不洁，都必然会造成胃的损伤。

胃胀多有饭后饱胀、嗳气、坐卧不安、茶饭不思的表现。胃胀的反复性和长期性可以导致胃炎、消化道溃疡，甚至可以发展为胃癌，所以胃一旦出现了问题就不可小觑。

通过上面的分析相信大家不难发现引起慢性浅表性胃炎的原因是多方面的，可能与饮食、情志、劳逸、外感邪气等因素有关。病机多为脾胃虚弱、肝胃失和、寒热失调，导致气滞、湿阻、食积，脾胃升降失调。所以针对病因病机，在治疗的过程中应当寒热并投，补泻兼施，调气和胃，化淤散结。

浅表性胃炎最常见的症状就是上腹疼痛，而且这种疼痛大多数情况是无规律的，它往往与饮食没有太大关系。疼痛一般为灼痛、隐痛、胀痛。这种症状会因吃了过冷、过硬、辛辣或刺激性的食物而明显加重。有的人也会出现嗳气的症状，这是因为胃内气体增多，气体经食管排出，可以缓解腹部饱胀之感。除此之外，还会伴有不同程度的食欲不振、反酸、恶心、呕吐、乏力、便秘或腹泻等。

在慢性浅表性胃炎患者中幽门螺杆菌感染的阳性率高达 70% ～ 90%，诊断慢性浅表性胃炎的主要方法是胃镜检查，通过胃镜取胃黏膜组织检查，还可查出患者是否感染幽门螺杆菌。

对于胃脘疼痛严重的病人，我多用"芍药甘草汤""金铃子散"加以止痛，结合辨证，达到行气活血止痛等目的。

1.芍药甘草汤

功用：调和肝脾，缓急止痛。

主治：肝脾不和，脘腹疼痛，由于血虚津伤所致的胃痉挛、胃痛、腹痛。

组成：白芍药30克，炙甘草10克，白糖30克。

用法：（1）将甘草、芍药润透切片，放入锅内，加水1000毫升。

（2）将锅置中火上，煎煮20分钟，滤去渣，在药汁内加入白糖拌匀即成。

食法：代茶饮用。

2.金铃子散

功用：疏肝泄热、活血止痛。

主治：肝郁化火证。现用于慢性胃炎、慢性肝炎等。

组成：金铃子、玄胡各 30 克。

用法：为末，每服 9 克，酒或开水送下。

禁忌：因本方药性偏凉，具有活血作用，素有虚寒者忌用，孕妇慎用。

第三节　肝胆相照，保"胃"之战

以我多年的临床经验来看，大部分胃病患者都有过西医治疗的经历，西医治疗一段时间后，虽有好转，但往往容易复发，于是多数病人又想到来看中医。中医、西医治疗各有所长，辨病的角度不同，治疗的理念也必然不太一样。

前些日子，一位患胃病数年的患者找到我，看样子她的年纪也不小。说起她的胃病，已有几十年之久，她时常感到口苦、反酸、脘胁疼痛不适。来看中医之前曾去医院做过胃镜，西医诊断为胆汁反流性胃炎。我仔细看了她的舌头，舌边发红，有裂纹，舌苔薄黄，脉细弦。

舌边发红，口苦，这是心肝火旺的表现。舌头有裂纹说明病人阴虚，舌苔薄黄表明病人体内有热，脉细弦是肝郁脾虚的表现。中医认为肝胃不和，治疗方法应以清肝泻火、疏肝利胆、和胃降逆为主。

针对病人的情况，我主要选用了自拟的"疏肝清胆和胃方"，用药配方如下：

醋柴胡、杭白芍、郁金、枳实、蒲公英、连翘、黄芩、白花蛇舌草、佛手、元参、姜半夏、化橘红、元胡、炙甘草。

我在这个方子的基础上，根据病人不同时期的实际情况对一些药量有所加减，辨证用药。病人服药两个多月后，反酸、胁痛的症状全部消失，舌裂纹也明显减少。

胆汁反流性胃炎以口苦、呕恶、脘胁痛为主要病症。《灵枢・四时气篇》说："邪在胆，逆在胃，胆液泄则口苦，胃气逆则呕苦。"也就是说，肝胆出了问题，胆液容易外泄，并可能随胃气上逆而出，所以呕出苦水。

俗话说，"肝胆相照"，这是符合中医理论的，肝与胆互为表里。中医有"五脏六腑"的说法，肝脏属于"五脏"的序列，而与之对应的"腑脏"正是胆脏。肝主疏泄，胆主通降。胆汁的正常排泄，依靠的是肝的疏泄功能，而肝脏功能失常，必然会影响胆汁的分泌和排泄。反之，胆汁排泄不畅也会影响肝的疏泄。

所以，胆腑邪热犯胃，胆液流于胃，上逆则引起口苦或呕苦。本病的形成多是由于肝胆郁热，胃失和降，针对这一病症，我凭借多年治疗胃病的经验，自拟了"疏肝利胆和胃方"。

胆汁反流性食管炎到底是身体出现了什么问题？怎样进行调理和治疗呢？

胆汁反流性胃炎，说得简单一点儿，就像胃部的一个"零件"松了。它是一种非常顽固的消化系统疾病，患者常感到胃部烧灼疼痛，消化不良，还会引起胃黏膜的病变恶化，是胃癌的成因之一。在治疗上，患者除了频繁地服用抑酸药、胃动力药、黏膜保护药暂时缓解不适症状外，没有其他更有效的解决办法，有些严重的患者甚至不得不切除胆囊，从而给身体造成了很大的伤害。

很多人误以为胆汁反流性胃炎的产生是因为胆汁分泌过多引起的。事实上，胃作为一个自上而下运送食物的器官，连接胃和十二指肠的幽门口平时是处于闭合状态的，只有在进食的时候才打开，食物下行至十二指肠，因此，即使胆汁分泌过多也应该往下流到肠道里，为什么会逆流而上伤害我们的胃呢？

造成胆汁反流的一个重要原因就是连接胃和十二指肠的这个开关——幽门口的括约肌出现了松弛，同时伴随着胃动力不足使得胃气逆行，这样原本应该往下运送的食物混合着胆汁又涌回到胃里。

胆汁反流最大的危害就是对胃黏膜的损伤，胆汁中的胆盐会削弱胃黏膜的自我保护机制，使得胃黏膜的防御力大大降低，这样胃酸、胆盐和有害菌就会长驱直入损伤胃黏膜，造成胃黏膜的红肿、发炎甚至溃疡、糜烂。

造成幽门括约肌的松弛的原因很多，比如吸烟、饮酒、服药造成的细胞损伤，不良情绪引发的胃肠自主神经紊乱，以及胃黏膜本身的炎症、损伤等引起的幽门口功能退化等。

在胆汁反流性胃炎的治疗上，除了使用药物缓解以外，患者更应该注意从改变日常饮食习惯和调控情绪以及加强运动上进行改善，必要的时候补充一些具有胃黏膜修复作用的活性营养物质，增强幽门口的运动功能。

1. 在饮食方面可以选择一些低脂肪的食物，因为脂肪能够刺激胆囊收缩素的分泌，引起食管下端括约肌张力减小，促使胃食管反流。同时胃、十二指肠压力差颠倒，造成十二指肠内容物反流入胃，由于进食过多的脂肪可延缓胃的排空，增加上腹部不适感，使胃膨胀，所以尽量选择一些低脂肪的食物可以减轻胃部的不适感。

2．平时在烹饪食物时，应注意少用肥肉、奶油及烹调油，最好以煮、炖、汆、蒸为主，尽量少吃或不吃油炸食品。食物中的蛋白质可以增加胃酸分泌，刺激胃泌素的分泌，胃泌素可使食管下端括约肌张力增加，抑制胃食管反流。因此在选择食物时可以选择一些蛋白质含量比较高的食物，例如瘦肉、牛奶、豆制品、鸡蛋清等。

3．除此之外，我们还应选择一些易消化、细软的食物，少吃辛辣刺激性食物，尽量减少引起食管下端括约肌张力降低的食物，如浓茶、咖啡、可可、巧克力、鲜柠檬汁、鲜橘汁、番茄汁等酸味饮料及刺激性调料，如咖喱、胡椒粉、薄荷、辣椒等。

4．晚餐不要吃得过多，避免给胃增加不必要的负担，以防止症状加重。

第四节　胃炎，不是危言耸听

　　55岁的王先生因刚刚诊断出慢性萎缩性胃炎而变得愁眉不展、忧心忡忡，听别人说慢性萎缩性胃炎早晚会转变为胃癌，真的是这样吗？

　　王先生刚一进诊室，就迫不及待地把医院的化验结果拿给我看。"李大夫，我得了慢性萎缩性胃炎，您看我还有没有救，我还能活多久？"

　　见此状况，我只好先安抚病人："慢性萎缩性胃炎不是胃癌，你先别自己吓唬自己，这病也不是一定就会发展成胃癌，我先给你看看，调理一段时间也许就没事了。先说说哪不舒服，有什么症状？"

原来这位患者患胃病很多年了，平时没什么症状，也没太在意。前不久体检的时候去做了胃镜，结果被查出萎缩性胃炎，这下可把病人吓得不轻。病人先在网上查阅了一番资料后，越看越觉得网上说的症状和自己反应出的症状吻合，越看越害怕。这次找我看病也是思前想后，做了好一番思想斗争，才鼓起勇气来到这儿。

临床多年，我也见证过不少生老病死，活着的时候我们永远无法感受到死亡的可怕，只有当我们得知死亡真的要来临时，才知时间的可贵。所以啊，健康就是福啊！金钱、名利、权贵，到头来都是过眼云烟，活得淡泊，活得潇洒，糊涂一点儿，快乐一点儿，认真活好每一天，享受生活，感受幸福才是生命的真谛。从另一方面来说，生老病死是自然规律，淡定从容地去面对，去接受，生活也许会带给你不一样的精彩。

据患者描述，自己平时喜欢喝酒。前不久去医院检查，诊断为慢性萎缩性胃炎，并伴有肠化、增生。患者时常感到胃胀不舒服、疲乏。我看了一下他的舌苔，舌嫩红，有齿痕，舌苔薄微黄，脉细稍弦。

萎缩性胃炎到底是什么样的疾病？它到底有没有那么可怕？

有些人认为，萎缩性胃炎属于比较严重的胃病，自然会有比较明显的不适症状。其实不然，萎缩性胃炎症状没有特异性，甚至部分患者没有明显的症状。有症状的患者常以隐痛和消化不良为主，如上腹部饱胀、不适或疼痛，餐后较明显，并伴有嗳气、反酸、恶心、食欲不振等其他消化不良症状。

萎缩性胃炎的诊断主要靠胃镜，不能简单的以症状来判断是否患有萎缩性胃炎。患者的症状与胃镜检查所见和病理结果并不成正比。也就是说，无明显症状的患者可能患有较严重的萎缩性胃炎；相反，有显著不适症状者未必会有胃黏膜萎缩。疾病是复杂的，不是简单一一对应关系，这需要综合诊治。

　　萎缩性胃炎的发病与年龄、幽门螺杆菌、吸烟、酗酒、急性胃炎迁延等因素有关，其发病率可占受检人群的 13.8%。在各种因素的作用下，引起胃黏膜慢性炎症，使胃黏膜表面反复受到损害，久而久之导致胃分泌腺体萎缩。胃黏膜颜色改变、变薄、血管显露，胃酸分泌减少，消化功能减弱，胃蠕动功能失调等，形成慢性萎缩性胃炎。

　　如果把胃黏膜比喻为土壤，把幽门螺杆菌感染、吸烟、酗酒、年龄等因素比喻成破坏土地的因素，萎缩性胃炎患者的胃就像水土流失的土壤一样，胃黏膜变薄，胃的消化能力下降，患者容易出现早饱、胃胀不适、反酸等消化不良的症状。

　　那么是不是慢性萎缩性胃炎就一定会发展为胃癌呢？

　　萎缩性胃炎患者无论有没有症状都会担心萎缩性胃炎会发展为胃癌。的确，萎缩性胃炎患者是胃癌的高危人群，但并没有慢性萎缩性胃炎必然会发展成胃癌的结论。

事实上只有很小一部分的萎缩性胃炎患者会发展为胃癌，任何疾病的发展都不是一蹴而就的，形成胃癌要经历：萎缩性胃炎—肠上皮化生—不典型增生—原位癌—侵袭—转移等多个过程。实际上在这个过程中如果有效干预、合理治疗，很大一部分患者的病情可以得到控制甚至逆转。

中西医的治疗方法和治疗理念有所不同，中医认为出现这些症状属胃痞之症，治疗过程中应以健脾益气、疏肝和胃、化瘀活络为治疗原则。当然我在治疗过程中也根据自己的经验，配有自己的药方。

我在临床中自拟了"保胃汤"，治疗过程中往往根据病人的具体情况，酌情加减药量。

"保胃汤"具体配方药如下：

党参、生黄芪、黄精、女贞子、枸杞子、丹参、元胡、陈皮、白蔻仁、炙甘草。

从药物的功效来看，生黄芪具有补中益气，托毒敛疮之效；黄精可以补脾养肺，益肾补精；女贞子、枸杞子可以补益肝肾；丹参具有活血祛瘀的作用；

元胡和陈皮都具有行气的功效，而且陈皮可以健脾和中；白蔻仁具有化湿温中理气之功效；炙甘草可以调和诸药，补中益气。诸药调和具有补气健脾、益肝和胃的作用。

我在这个方子的基础上，根据病人的情况又加了一些其他的药。这个病人服药几周后，感觉体力明显增强，疲劳感也渐渐消失，面色也变得红润了。大概服用了半年的中药，病情得到明显好转，经胃镜检查，糜烂、肠化、增生均已减退。

慢性萎缩性胃炎是消化系统一种常见病、多发病、难治病，临床以长期反复发作或间断发作，上腹部隐痛、腹痛，进食后加重，伴嗳气、恶心、食欲减退、腹泻或便秘等为主要临床表现，也有患者临床症状不明显。

我认为，慢性萎缩性胃炎病因主要是饮食不节、情志所伤、劳逸失度、脾胃虚弱，其中饮食不节，脾胃虚弱是慢性萎缩性胃炎的主要原因，而情志所伤、劳逸失度、六淫之邪所侵也是其主要发病原因。

故以脾胃虚弱，升降失常为本，而脾胃虚弱又以脾气虚、胃阴亏为多，热毒侵袭，肝胃郁热为标，久病入络、气血瘀滞为变，气滞血瘀贯穿始终。我认为伴有中重度肠上皮化生及不典型增生者常常为癌前病变，与胃癌的发生有明显关系，应该更加重视。

在慢性萎缩性胃炎的辨证治疗中应分清缓急、寒热、虚实、气血及所涉及的脏腑，病变在胃，与脾、肝、胆关系密切。

慢性萎缩性胃炎多由慢性浅表性胃炎发展而来，浅表、萎缩二者兼有，属中医的胃痞证，病性多为本虚标实。本虚为肝虚、阳虚、阴虚，标实多为气滞血瘀。所以在治疗的过程中，以益气、温中、养阴、行气、活血，同时加以清化为治疗原则，用药注重清、轻、简而不再伤胃。针对这一病症我自拟了"保胃汤"和"复膜汤"，这两个方子在临床中也取得了明显的效果。

"复膜汤"具体配方药如下：

生薏苡仁、苍术、白术、生黄芪、丹参、元胡、三七粉、炙甘草。

清化解毒加：白花蛇舌草、连翘、蒲公英。

我根据临床表现对肝胃不和者，多选用柴胡疏肝散加减；寒热错杂者多选用半夏泻心汤加减，胃络瘀血者多选用丹参饮加减。

对于慢性萎缩性胃炎伴有胃黏膜不典型增生和肠上皮化生者，现代医学认为这一病理改变属于胃癌的癌前病变，现代医学在治疗上往往效果不明显。我认为此病变由各种原因引起气滞、血瘀、湿阻、痰浊。伴肠上皮化生者，常在辨证的基础上加薏苡仁、化橘红、白花蛇舌草、土茯苓、连翘、郁金、枳壳等清热化浊解毒之品，若伴有不典型增生者，常加入三七、丹参、莪术、生牡蛎等活血化瘀、软坚散结之品。

慢性萎缩性胃炎病程长久，多伴肠化及异型增生，病机复杂，叶天士《临证指南医案》中指出：“病初在经，久病入络，以经主气，络主血。”气机郁滞便可化热生火，日久便由气及血，由经入络，导致气血俱病，瘀血阻络。"热为毒之渐，毒为热之极"，血瘀常兼热毒，而热毒又易伤阴致瘀。故治疗时必将清热解毒药与活血化瘀药并用，方中多用蒲公英、连翘、白花蛇舌草以清热解毒。《本草衍义补遗》记载，蒲公英"解食毒，散滞气"及"火郁发之"之意。白花蛇舌草有清热解毒、抗癌、防止病情恶化之功，而丹参、三七可以养血、活血、止痛，且有祛瘀生新之效。

从萎缩性胃炎发展成胃癌，这是一个可长可短的过程，没做活检之前，我们无法判断这个过程发展到哪一步，因此有计划地定期检查是十分必要的。

发现了萎缩性胃炎，越早治疗效果越好，若不坚持治疗或复查，非要等到出现了肠上皮化生和不典型增生才重视恐怕为时已晚，要知道轻、中度萎缩性胃炎经治疗多数还是可逆的，而重度萎缩性胃炎可逆性很小，也增加了异型增生和癌变风险。如果能在合理用药的前提下，注意饮食，同时定期复查，最终转变成胃癌的概率将大大降低。

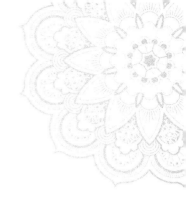

第五章

还"脾胃"一个未来

第一节　如何给脾胃"送温暖"

胃作为人体的一个重要消化器官，无时无刻不在发挥着它的作用，然而随着时代的变迁，各种疾病也悄悄地发生着改变。几十年的临床经验让我体会颇深，记得刚步入社会那会儿，有人找我看胃病，大多是脾胃虚寒所致，那是因为当时生活条件不好，饥寒劳苦常伴随着人们。而如今，人们生活水平提高了，吃不饱的现象一去不复返了，但随之而来的新状况并没有减少人们的痛苦，各种胃病依然层出不穷，但究其原因与几十年前比可是大相径庭。

现在，人们饮食无节，暴饮暴食，饮酒无度，平时工作压力大，情绪波动大，再加上如今的上班族在外就餐较多，很容易造成细菌的交叉感染。

年轻人劳逸失度，作息时间不规律，过于偏嗜油炸、辛辣之物也会让我们的胃变得伤痕累累，导致脾胃失和。不仅如此，如今被幽门螺杆菌感染的病例也不在少数，这种细菌具有顽固、难根除的特点，一旦被它感染还会增加罹患胃癌的风险。

食物的选择会直接作用于胃，除此之外，情绪也关联着身体的各个器官，你的喜怒哀乐其实早已隐藏于身体之中。每个人都有七情六欲，中医认为情志活动由脏腑精气应答外在环境因素的作用所产生，由于人体是以五脏为中心的有机整体，所以情志活动与五脏精气的关系最为密切。《素问·阴阳应象大论》说："人有五脏化五气，以生喜怒悲忧恐。"五脏藏精，精化为气，气的运动应答外界环境而产生情志活动。因而五脏精气可产生相应的情志活动，如《素问·阴阳应象大论》所说："肝在志为怒，心在志为喜，脾在志为思，肺在志为忧，肾在志为恐。"如果五脏精气阴阳出现虚实变化或者功能紊乱，气血运行失调，就可能会出现情志的异常变化。如《灵枢·本神》说："肝气虚则恐，实则怒……心气虚则悲，实则笑不休。"《素问·调经论》说："血有余则怒，不足则恐。"这是由"肝主升发"的生理特征决定的，其中"血"指的就是肝。

如今的社会由于生活压力比较大，我们的情绪往往容易受外在环境的影响，情志过激或持续不解，都可导致脏腑精气的功能失常，气血运行失调。如大喜大惊伤心，忧郁大怒伤肝，过度思虑伤脾，过度恐惧伤肾。久而久之，这些情况就会造成身体的肝脾失和或肝胃失和。

我认为现在人得了胃病，从病理的角度来看，可以分为以下几个方面：脾胃虚弱、脾胃虚寒、胃有湿热、胃有湿浊、气滞血瘀。从病理上来看，胃出现问题，它往往会连累其他脏腑，同样如果其他脏腑运行不畅也会连累胃的运化。中医认为脏腑的各器官之间是相互作用、相互联系的，脏腑失和往往可以影响人的身体健康。根据病理分析，我认为导致胃病的因素大致可以归纳为以下几个因素：寒、热、湿、滞、气、血、瘀、虚、实，再加上幽门螺杆菌的干扰。

无论人的身体内部出现什么问题，它都会以一些症状表现出来，在前一章我已经对胃病的几种类型做了一些解释，相信大家也都有了初步的了解。当然这是从西医的角度划分出的病症，对应的也是西医的诊断结果。从西医的角度来说，现代人高发的几种胃病有浅表性胃炎、萎缩性胃炎、反流性食管炎和碱性反流性胃炎。从中医的角度说，我们针对的不仅仅是胃这个器官本身，我们往往从整体着眼，在施治胃的同时，也会调理其他脏腑的运行，从整体上达到一个综合调理的效果，当然这个过程也是有主次之分，最终达到消除病痛的目的。

根据我多年治疗胃病的经验，我认为治疗胃病可以从以下几个方面入手，分别是"温""清""和"

"补""化"。

胃在五行中均属土，因胃属阳土，喜润恶燥。所以在治疗胃病的过程中我采取温润的治疗原则，当然仅仅温胃还是不够的，除此之外，还要温脾和温肝。脾与胃以膜相连，通过经脉相互络属而构成表里相合关系。

脾与胃在生理上关系密切，脾主运化，胃主受纳，受纳与运化相辅相成。从升降的关系来看，脾气主升，以升为顺，胃气主降，以降为和，脾升胃降相互影响。脾喜燥恶湿，指的是脾主运化水液，易被湿邪所困；胃喜润恶燥，是说胃为水谷之海，阳气亢奋，易化燥伤津。

在治疗胃的原则上，我们尽量要选一些温润的药品，润养脾胃之阴，选材用药一定要斟酌好。有些药即使有滋补养胃的作用，我们也不能随便选用，这是因为一些药过于滋腻，在胃液中难化解，消化时间长，有损胃动力，这样反而会增加胃的负担。所以我在方子中多选取茴香、良姜、砂仁作为温胃的良药。

茴香又叫香丝菜、茴香菜，阴虚火旺的人应该少食用。茴香除了可以入药，还是我们家里常用的调料，我们在烧鱼炖肉时经常会用到它，因为它们能够消除肉中膻味，增添香气，所以得名"茴香"。

茴香性温，味辛。开胃，理气散寒。如果胃内有寒、食欲减退、恶心呕吐、腹部冷痛、脾胃气滞、脘腹胀满等症状都可用茴香加以缓解。茴香可以刺激胃肠神经血管，促进消化液分泌，增加胃肠蠕动，有健胃、行气的功效，有助于缓解胃痉挛、减轻疼痛。平日里，茴香菜可熟食或泡酒饮服，有行气、散寒、止痛的作用。当然良姜和砂仁也都有散寒止痛，温中止呕的作用。

在这里我给大家介绍几个有代表性的方子，这些方子经过我这些年来在实践中摸索尝试，疗效颇佳，故分享给大家。

需要大家注意的是，我所推荐的方子都是按照原方的剂量来标注的，在临床医生会根据患者的实际情况进行加减，所以大家在选方用药时还要听取医嘱。

1. 理中汤

理中汤，出自张仲景的《伤寒论》，它是由人参、白术、炙甘草、干姜组成。用于治疗脾胃虚寒证，呕吐腹痛，腹部胀满，食欲不佳，阳虚失血，如吐血、便血或崩漏，胸痹虚证，胸痛彻背，倦怠少气，四肢不温。现在多用于急慢性胃炎、胃窦炎、溃疡病、胃下垂、慢性肝炎等属脾胃虚寒者。

处方：人参9克，干姜9克，甘草9克（炙），白术9克。

方解：方中干姜温运中焦，可以散体内之寒；人参有补气健脾的作用，与干姜同用，可以振奋脾阳；白术可以健脾燥湿，促进脾阳健运；炙甘草可调和诸药，从而取其甘缓之气调补脾胃。诸药合用，使中焦重振，脾胃健运，升清降浊功能得以恢复，则吐泻腹痛可得到有效缓解。

用法：上药切碎。用水1.6升，煮取600毫升，去滓，每次温服 200 毫升，每日服 3 次。

2. 良附丸

良附丸现今市场上有卖，无须大家熬制，多以 10 袋一盒独立包装的存储方式供大家选用。良附丸主要用来温胃理气，缓解寒凝气滞，脘痛吐酸，胸腹胀满等症状。

处方：高良姜 500 克，香附（醋制）500 克。

方解：方中高良姜具有温中暖胃、散寒止痛的作用。香附可以疏肝开郁，行气止痛。两药合用，一方面可以散寒凝，另一方面可以行气滞，两药并用寒散气畅，疼痛自止，具有温胃理气之功效。

用法：口服，一次 3 ~ 6 克，一日 2 次。

以上两个方子具有温胃理气、温中暖胃的作用，脾胃虚寒的人可以尝试用这两个方子进行调理。

第二节　给燥热的脾胃送去
一丝清凉

　　随着人们生活水平的提高，日常饮食中，一道道美味佳肴被端上饭桌，大鱼大肉对于任何一个家庭来说也不觉得稀奇。但是中国有句古话叫"过犹不及"，任何事情都要掌握好"度"，吃得太多太过必然会适得其反。那么你是不是每天也被油腻包围着？你是不是也无法适应没有肉的日子？烤肉、油炸食品是不是你的最爱？如果这也是你生活的一部分，那么你可要注意了，我们的身体可经不起美食的长期诱惑，胃已经变得苦不堪言了。

生活习惯必然会影响我们的身体，饮食不节、过食肥腻甘甜之物，容易酿成脾胃湿热。它表现出来的症状有脘腹痞满、体倦身重、大便溏泄、身热口苦、舌苔黄腻。

脾胃湿热，从中医的角度来说，也被称为中焦湿热，导致这种病证出现的原因有很多。中医认为，身体出现脾胃湿热的主要原因就是由于体内正气不足。如果体内的正气充足，那么风雨寒热就不能够入侵身体，这样也就不会损伤身体了；如果身体出现了脾胃湿热的情况，那么很有可能患慢性胃炎，所以在病情发展初期一定要弄清病症的原因，对症下药，才能使身体快速恢复健康。

脾胃出现问题，从很大程度上说是由于外邪入侵，脾怕湿，一旦燥邪进入我们的身体，燥热就会伤害我们的肠胃。外感邪气和体内的湿气结合后郁而发热，就容易出现湿热，久而久之，就会导致肺部也受到影响，出现胸闷咳嗽的症状。

当然，除此之外，饮食与我们脾胃的关系也不容小觑。饮食不洁是导致脾胃受伤最常见的原因之一。暴饮暴食同样会给我们的脾胃增加负担，这无疑也是对脾胃的一种伤害。日常吸烟饮酒，喜爱吃过于油腻、辛辣刺激的食品，以及饮食不规律，这些都会对我们的脾胃造成巨大的损伤。久而久之容易导致气滞或食滞的现象，而这些情况都会导致身体出现化热的情况，从而湿热之证也就出现了。

除了以上的原因以外，情志的因素也是我们不容忽视的。心情的好坏直接关系到身体的健康，如果心情不佳，那么忧思容易郁结于心，这样会影响肝脏的疏泄功能。而肝脏的疏泄功能是调节脾气运化最为重要的一个因素，如果肝脏以及脾胃失去了调节，那么体内的气机就会受阻，这样肠胃功能就会下降，体内就容易出现湿热的现象。

在治疗脾胃湿热的问题上，我们一定要清楚热属于阳性，清热需要使用凉性的药物来治疗，而湿则是属于阴性，治疗时要使用温性的药物。因此，在治疗脾胃湿热之前一定需要进行仔细辨证，用药要有分寸，这样才能够起到治病救人的作用，否则会有百害而无一利。

当然，如果你只是感到轻微的胃部不适而未诊断出胃部疾患，只要从日常的饮食着手，多吃一些清淡的食物，少食辛辣、油腻的食物就会有很大的改善。除此之外，还需要养成良好的生活习惯，一日三餐定时定量，营养搭配，合理饮食，适当增加一些运动会让身体的功能恢复得更快更好。但如果你已经发展到疾病的阶段，而且出现了明显的症状，那你可要注意了。被诊断为慢性浅表性胃炎，或者属于慢性胃炎初期的患者，一般炎症活动较为明显，临床上会出现胃痛胃痞、嘈杂泛酸等症状，它们都与炎症的活动即中医的气滞郁热病机密切相关。即使该病病程较长，出现了纳呆、乏力少气、舌胖大等虚象，仍不能忽视胃热病机的存在。所以，治疗上"清胃法"应贯穿慢性浅表性胃炎治疗的始终。而慢性萎缩性胃炎常兼有郁热内蕴之证，清解郁热也是慢性萎缩性胃炎治疗的原则，但清热不可过于苦寒，否则易损伤脾胃阳气，无力驱邪外出，清法可调节胃液分泌，减轻或消除胃黏膜充血、水肿、糜烂等炎症。

我在清胃法的治疗原则中最常用的中药为蒲公英、白花蛇舌草、连翘、黄连、山栀子、菊花。其中用于清胃热的中药，我特别推崇蒲公英、连翘，二者均善治痈肿。我认为胃炎属于胃内之痈，蒲公英善清肝胃热，"降滞气"，消瘀血，健胃助运，连翘也有消食、清心、消痈之功。二者合用可以有效抵抗幽门螺杆菌的进攻，有保护胃黏膜、保肝利胆的效果。

蒲公英相信大家并不陌生，它也叫婆婆丁或黄花地丁。众所周知，蒲公英的使用方法有很多，它不仅能入菜，还具有很好的药用价值。蒲公英可以说全身都是宝，就连根部也可以食用。蒲公英的花具有很好的调养身体的作用，一般情况下是将蒲公英花泡酒以供饮用；蒲公英的叶子可以生吃，夏季可以将蒲公英叶子凉拌，作为一道降温开胃的佳品。蒲公英不仅可以生吃，也可烹食，对我们的身体起到益气解毒的作用。

蒲公英属菊科多年生草本植物。据《本草纲目》记载，它性平味甘微苦，有清热解毒、消肿散结及催乳作用，对治疗乳腺炎十分有效。无论煎汁口服，还是捣泥外敷，都有很明显的效果。此外，蒲公英还有利尿、缓泻、退黄疸、利胆等功效，在临床中被广泛应用。

在清胃疗法中，清胃固然重要，但是清胃的同时，我们还要兼顾清肝和清脾，肝脾与胃的关系十分密切，三者兼顾效果甚佳。我推荐给大家几个有代表性的中药药方，有助于我们清热泻火、通腑。

1. 龙胆泻肝丸

功用为清肝胆，利湿热。主治肝胆湿热、头晕目赤、耳鸣耳聋、胁痛口苦、尿赤、湿热带下等。

组成：龙胆草、柴胡、黄芩、栀子（炒）、泽泻、木通、车前子（盐炒）、当归（酒炒）、生地黄、炙甘草。

用法：口服，一次 3～6 克，一日 2 次。

2. 泻青丸

主要功用为清肝泻火。用于耳鸣耳聋，口苦头晕，两胁疼痛，小便赤涩。

组成：龙胆草、大黄（酒炒）、防风、羌活、栀子、川芎、当归、青黛。

用法：口服，一次 7 克，一日 2 次。

3. 泻黄散

泻黄散是一种中药方剂，主要治疗脾胃伏火。对于目疮口臭，烦渴易饥，口燥唇干，舌红脉数，以及脾热弄舌有很好的疗效。

组成：藿香叶 21 克，山栀仁 3 克，石膏 15 克，甘草 90 克，防风 120 克。

用法：上药锉，同蜜、酒微炒香，为细末。每服 3～6 克，用水 200 毫升，煎至 100 毫升，温服清汁，不拘时。

4. 清胃散

清胃散具有清脏腑热，清胃凉血的功效。主治胃火牙痛。适用于牙痛牵引头痛，面颊发热，其齿喜冷恶热，或牙宣出血，或牙龈红肿溃烂，或唇舌腮颊肿痛，口气热臭，口干舌燥，舌红苔黄等症状。

组成：生地黄6克，当归身6克，牡丹皮9克，黄连6克，升麻9克。

用法：上为细末。用水230毫升，煎至150毫升，去滓冷服。

第三节　中焦"和气"生健康

俗话说"家和万事兴"，身体里的各个器官脏腑也像一个大家庭，平时大家相安无事地各执其责、各行其道，和和气气地生活在一起。这种平衡一旦被打破，影响的往往不是一个器官、一个组织，很可能一系列的成员都会受到牵连。我们都知道，万事以和为贵，身体同样需要和谐作为前提和保障。

人体有五脏六腑，各脏腑是否和谐我们无法用肉眼直接辨别，但身体发出的信号可以随时随地提醒你，所以千万不要忽视身体暴露的小信号，小信号背后可能隐藏着大问题。

　　人体以五脏为中心，六腑相配合，以气血、精、津液为物质基础，通过经络使脏与脏、脏与腑、腑与腑密切联系，外连五官九窍、四肢百骸，构成一个统一的有机整体。五脏作为人体生命的中心，与人体各组织器官和生命现象相联系。因此要想保证各个脏腑正常运行，就必须了解各脏腑功能活动的调节机制和规律。换言之，必须从脏腑之间的相互关系来了解人体的生命活动，这才符合人体的运行规律。这对于认识疾病和人体的生命活动都具有重要意义。

　　脏腑失和与我们的胃也是息息相关，那我们一起来看看胃到底会牵连到哪些器官呢？

　　脾与胃的关系最为密切，脾胃失和肯定会影响胃，除此之外，肝与胃的关系我们在前面的内容中也有所涉及，肝胃失和也会影响到胃。除了这两个以外，肝脾失和、肝胆失和、胆胃失和、食道与胃失和都会对胃造成或多或少的影响，那么下面我们一起来看看这些脏腑之间的关系吧。

肝、脾、胃三者的关系，我们在前面已经有所了解，肝主疏泄，脾主运化，胃主受纳，三者相互关联，相互作用。

从肝与胆的关系来看，肝位于右胁，胆附于肝叶之间。经脉又互相络属，构成脏腑表里。肝与胆在生理上的关系，主要表现在消化功能和精神情志活动两个方面。

1．消化功能方面

肝主疏泄，可以分泌胆汁；胆附于肝，具有贮藏、排泄胆汁的作用。二者共同作用使胆汁疏泄到肠道，从而帮助脾胃消化食物。也就是说，肝的疏泄功能正常，胆才能贮藏排泄胆汁，胆的功能正常，胆汁排泄就不会受阻，肝才能发挥其正常的疏泄作用。

2．精神情志方面

肝主疏泄，主要调节精神情志；胆主决断，与人的勇怯有关。肝胆两者相互配合，保障了人的精神意识思维活动得以正常运行。故《类经·脏象类》中提到："胆附于肝，相为表里，肝气虽强，非胆不断，肝胆相济，勇敢乃成。"

从胆和胃的关系来看，胆胃同属中焦，胆属中精之腑，附于肝，内藏胆汁。由于肝的疏泄作用，胆汁排泄后注入肠中，从而促进食物的消化。如果肝胆的功能失常，胆的分泌与排泄就会受到阻碍，最终影响到脾胃的消化功能，从而出现厌食、腹胀、腹泻等症状。

另外，"胆随胃降"也就是说胆汁因肝的疏泄通降，胃气的通降下行之力而下达于肠。胆气以下降为顺，如果胆气不利，气机上逆，则可出现口苦，呕吐黄绿苦水等症状。

食管与胃的关系就没有那么复杂了，食管和胃都是消化器官，从口腔吃进去的食物通过咽部到达食管，食管下端有个贲门，由贲门再到胃，它们是直接连接的。如果胃有炎症，胃酸增多，就会直接反流到食管，引起食管炎。

在治疗胃病的过程中，对于"和"这个治疗原则，并不是简单的脾胃之和，而要从全方位、多角度进行调理，针对病症综合治疗才会使身体运行得更顺畅，更条达。"和"这个治疗原则主要是调中焦气机。脾胃同居中焦，脾升胃降，为气机升降运动的枢纽，脾胃有病首先表现出气机升降失调，所以对于慢性胃炎的治疗，理气和胃是其基本治疗原则，可达到调节胃肠蠕动及幽门括约肌功能，减轻胆汁反流，缓解黏膜下血管痉挛等作用。我在临床上，多选用柴胡、枳壳、紫苏梗、黄芩这样的药品，和胃降逆，理气调中，若腑气不通者，常以全瓜蒌和熟大黄通腑导滞。根据五行中木土之间的关系，重视情志因素对脾胃气机的影响，对同时有肝郁气滞者，要重视调理肝气。但对于慢性胃炎病程较长者，使用理气药时当遵循叶天士"忌刚用柔"的原则，使用理气而不伤阴的药物，如佛手、绿萼梅、合欢花、香橼，对于有阴伤的患者在使用理气药时常配合使用养阴药，如沙参、麦冬、石斛等。为防止理气药伤阴，还可通过药物炮制的方法，减少阴伤，如使用醋柴胡。

在选方用药方面，我同样推荐给大家一些效果显著的药方。

1. 四逆散

四逆散是疏肝解郁，调和肝脾的祖方。它主治阳郁厥逆证，症见手足不温，或腹痛，或泻痢下重。同时对治疗肝脾气郁也有很好的疗效，尤其是出现胁肋胀闷，脘腹疼痛等症状的患者。

组成：柴胡6克，枳实6克，芍药6克，炙甘草6克。

用法：白饮和服3克，一日3次。

2. 柴胡疏肝散

柴胡疏肝散是治疗肝气郁结之胁肋疼痛的常用方剂，可以疏肝解郁，行气止痛，主治肝气郁滞证，症见胁肋疼痛、嗳气、脘腹胀满者。

组成：柴胡6克，陈皮6克，川芎4.5克，香附4.5克，枳壳4.5克，芍药4.5克，炙甘草1.5克。

用法：用水 400 毫升，煎至 320 毫升，食前服。

3．逍遥散

逍遥散疏肝效果一流，名字也很有意境。意思是吃了药，肝气活泼畅通，心情也随之开朗起来，烦恼抛诸脑后，好似神仙一般逍遥快活。逍遥散可以疏肝解郁，健脾和营。对于肝郁血虚，两胁作痛，寒热往来，头痛目眩，口燥咽干，神疲食少，月经不调，乳房胀痛都有很好的疗效。

组成：柴胡 15 克，当归 15 克，白芍 15 克，白术 15 克，茯苓 15 克，生姜 15 克，薄荷 6 克，炙甘草 6 克。

用法：酌定用量，作汤剂煎服。

第四节 以五行，论滋"补"

谈到"补"这个话题，首先让我们想到的是市场上琳琅满目的滋补品，先不说它们的作用大小，光是林林总总的式样已经让我们看得眼花缭乱。我在治疗胃病方法中也提到了"补"，但这和平时我们谈到的补品可不一样，到底我们要怎样滋补脾胃，又该从哪些方面着手呢？

众所周知，中医讲究阴阳五行，阴阳失衡，五行不和，人的身体就容易出现问题。阴阳五行的理论可以说贯穿中医的生理、病理及治疗等诸多方面。了解五行有助于我们从宏观上去认识中医，领会中医的精髓。

五行相信大家并不陌生，就是我们熟知的金、木、水、火、土。它是中国古代思想家创造的一种哲学思想，即金、木、水、火、土为构成宇宙万物及各种自然现象变化的基础。古代思想家常常运用五行学说来阐释事物之间的相互关系。神奇的是，五行学说同样被中医学所应用，中医主要以五行的特性来分析研究机体的脏腑、经络、生理功能等之间的关系，同时阐释它们在病理情况下的相互影响。

从中医的角度来说，"五"指木、火、土、金、水，它对应的是五脏，"行"是运动。中医以五行为属性，联系人体的脏腑器官，并通过五脏为中心，运用"相生""相克""相乘""相侮"的理论来说明一些生理现象和病理变化，用以总结临床经验。

那么我们先来认识一下金、木、水、火、土具有什么样的属性。

木主要指具有生长、升发、条达舒畅等作用或性质的事物。

火主要指具有温热、升腾作用或性质的事物。

土主要指具有承载、生化、受纳作用的事物。

金主要指具有清洁、肃降、收敛等作用的事物。

水主要指具有寒凉、滋润、向下运行的事物。

五行学说中各物质的属性都是根据事物本身所具有的性质来定义的,五行之间的生、克关系同样可以阐释事物之间的相互关系,同时表明任何事物都不是孤立、静止的,而是在不断相生、相克的运动中维持协调平衡的。五行学说在中医学中既可用作理论上的阐释,又具有指导临床的实际意义。

五行学说到底与我们的五脏有着怎样的关系呢?

我们都知道五行对应五脏,五行属性往往与人体的五脏有很多相通之处,人体与自然界之间的某些现象和属性往往存在着很多内在的联系。

比如说，以五行特点来说明五脏之间某些生理功能的特点：如木性条达曲直，有生发之特点，而肝性柔和舒畅且主疏泄，又主升发之气，故肝属木；火为阳热之象，有上炎之性，而心为阳脏主动，心阳有温煦作用，故心属火；土为万物之母，有生化、长养万物之特性，而脾能运化水谷精微，为气血生化之源，后天之本，故脾属土；金有清肃、收敛特性，而肺主呼吸，主肃降，故肺属金；水有湿润下行之特性，而肾能藏精，调节人体水液代谢，并能使废水下行排出体外，故肾属水。中医学把人与自然的这种关系称为"天人相应"，五行学说则把人体脏腑形体和自然界相类似的有关事物，分别归属于五行系统，从而说明人体五脏系统和自然界同类事物之间，存在着相互通应、相互影响的关系。而且系统与系统之间存在着相互促进和相互制约的关系，从而用脏腑间客观存在的某些生理联系，来解释某些病理现象，并指导疾病的诊断和治疗。

五行与五脏及其所主的对应关系如下：

木：肝、筋、目；

火：心、脉、舌；

土：脾、肉、口；

金：肺、皮毛、鼻；

水：肾、骨、耳。

在五行之间存在着相生、相克的关系。

（1）相生，即相互滋生、促进、助长之意；

（2）相克，即相互制约、克服、抑制之意。

生克是五行学说用以概括和说明事物联系和发展变化的基本观点。

五行相生的规律：木生火、火生土、土生金、金生水、水生木。相克的规律：木克土、土克水、水克火、火克金、金克木。

木生火，是因为木性温暖，火隐伏其中，钻木而生火，所以木生火。

火生土，是因为火灼热，所以能够焚烧木，木被焚烧后就变成灰烬，灰即土，所以火生土。

土生金，因为金需要隐藏在石里，依附着山，津润而生，聚土成山，有山必生石，所以土生金。

金生水，因为少阴之气（金气）温润流泽，金靠水生，销锻金也可变为水，所以金生水。

水生木，因为水温润而使树木生长出来，所以水生木。

相乘与相侮，是五行关系在某种因素作用影响下所产生的反常现象。乘，就是乘虚侵袭。侮，就是恃强凌弱。

（3）相乘：即相克太过。可能是克者太旺，或者被克者太虚造成。这种情况下病情容易严重。

（4）相侮：即克制不足，反被其克。可能是被克者太旺，或者克者太虚造成。

五行之间既然存在着相生相克的关系，我们就要遵循身体的运行规律，一旦规律被打破，身体必然会失去平衡，疾病也会找上门来。在治疗胃病原则上，我一方面要辨证施治，另一方面也要从宏观上考虑到五脏六腑，血脉经络的调理。所以从"补"

的原则上说，并不是单单补胃气这么简单，还要兼顾到补脾、补肝、补气血等诸多方面。

补气健脾我常选用黄芪、党参、太子参、白术、百合、白芍、山药、炙甘草等药补益脾气。最常用的药是太子参，太子参的根性味功效与党参相似，但药性平和，不仅能补气而且能养阴，生津止渴，由于补气作用较党参稍弱，所以较少壅滞气机。我在补气的时候特别注意到要防治过于壅滞，所以在组方时尤其重视健脾运脾药物的应用，促进脾胃的运化功能。根据病情常选用健脾理中之品，如陈皮、枳壳之类；喜用芳香健脾之药，如藿香、佩兰、厚朴、砂仁、豆蔻之类，且可化湿；还常用健脾消食的焦三仙、炙鸡内金、生谷芽、麦芽之类。健脾类药物的应用有助于补气药功效的发挥，使补而不滞。

我在临床中比较喜欢选用以下几个方剂：

1. 补中益气汤

补中益气汤，用来补气升阳，甘温除热，主治气虚发热证，现也多用于治疗脾胃气虚证及气虚下陷证。

(1) 脾虚气陷证。饮食减少，体倦肢软，少气懒言，面色萎黄，大便稀溏，舌淡脉虚；以及脱肛，子宫脱垂，久泻久痢，崩漏等。

(2) 气虚发热证。身热自汗，渴喜热饮，气短乏力，舌淡，脉虚大无力。

组成：黄芪 18 克，炙甘草 9 克，人参 6 克，当归 3 克，橘皮 6 克，升麻 6 克，柴胡 6 克，白术 9 克。

用法：水煎服。或做丸剂，每服 10～15 克，一日 2～3 次。

2. 四君子汤

四君子汤是由四种中药组合而成，具有滋胃健脾、补阳益气的效果，常应用于治疗慢性胃炎、胃及十二指肠溃疡、慢性肝炎、慢性肠胃炎、贫血、胃肠虚弱者。

组成：人参 9 克，白术 9 克，茯苓 9 克，炙甘草 6 克。

用法：水煎服。

3．左归丸

左归丸主要用来滋阴补肾，填精益髓。对于头晕目眩，腰酸腿软，遗精滑泄，自汗盗汗，口燥舌干等症状有明显疗效。

组成：熟地黄240克，山药120克（炒），枸杞120克，山茱萸120克，川牛膝90克（酒洗蒸熟），鹿角胶120克（敲碎，炒珠），龟胶120克（切碎，炒珠），菟丝子120克。

用法：炼蜜为丸，如梧桐子大。每食前用滚汤或淡盐汤送下百余丸（9g）。或水煎服，用量按比例酌减。

4．右归丸

右归丸可以温补肾阳，填精止遗。用于肾阳不足，腰膝酸冷，精神不振，怯寒畏冷，尿频而清等症状。

组成：熟地黄240克，山药120克（炒），山茱萸90克（微炒），枸杞120克（微炒），鹿角胶120克（炒珠），菟丝子120克（制），杜仲120

克（姜汤炒），当归 90 克（便溏勿用），肉桂 60
克（可渐加至 120 克），制附子 60 克（可渐加至
150 ~ 160 克）。

用法：丸如弹子大，每服 2 ~ 3 丸，以滚白汤
送下。

左归丸、右归丸现已制成中成药，市场上有售，
如患者需要也可选用，方便实用。

第五节 脾胃湿热，"化"字当先

人的身体就像一个大的加工厂，各脏腑器官就像一台台机器，机器无法选择原料，但是如果超负荷工作，或者选择的原料不符合标准，那么机器就会出现问题。这就好比我们的胃，吃了过多辛辣刺激的食物，或者长期暴饮暴食，最终就会导致脾胃出现问题，当然问题的出现不是一天两天造成的，而是长期作用的结果。机器坏了，我们要及时修理，胃出现了问题我们就要想办法治疗。

当然，每个人的情况不太一样，再加上自身体质的一些原因，反映出的病症可能千差万别，病因也可能十分复杂。中医治本，不是仅仅局限于治疗某个疾病本身这么简单，而是要根据致病因素和病理变化加以辨证，进行全面治疗。

我所提出的"化"这个治疗原则，当然不仅仅指化湿和胃这么简单，既要化湿，还要兼顾化滞和化血瘀。

脾胃湿热是中医的一个证型，这往往和我们平时的饮食习惯有很大关系。长期的食物堆积是造成湿热之邪的重要原因之一，胃主受纳，脾主运化，脾虚则水湿不运，最终困于脾，从而影响脾之运行，所以脾虚湿困是脾虚导致内湿阻滞的一种病理变化。往往表现出脘腹闷痛、四肢困倦、纳食减少、口淡乏味，甚或恶心欲吐、大便不实等。因此"化湿和胃"也就是要祛除脾内湿邪，脾胃平和协调才能保证身体的正常运行。

"化湿和胃"是治疗脾胃湿热的重要原则，但除了要化湿和胃以外，还要注意"化滞"和"化血瘀"。

"滞"就是不通，体内的湿热血瘀很可能阻碍脾胃的正常运行，导致气机运行不畅，这时我们就要消食化滞、清热润燥、除胀。所以在化湿和胃的同时切莫忽视化滞和化血瘀，多管齐下，效果才会显著。

胃是多气多血之腑，血瘀多由气虚或气滞波及血运，导致气血同病，《临证指南医案》所谓"初病在气，久病入血"。所以活血化瘀是我治疗胃病的常用之法，在化瘀的同时要注意兼顾养血，少用破血耗血之品。现代研究认为活血法适用于慢性胃炎充血、水肿、组织变性或增生，血运障碍，以及溃疡的病理状态；可增加胃黏膜血流量，改善微循环；加速炎症吸收和溃疡愈合；促进固有腺体再生。我常用的药物有藿香、橘仁、薏苡仁、丹参、三七、元胡等。尤其多用丹参、三七或二者配合使用，可达到祛瘀而不伤正的目的。正所谓"一味丹参，功同四物"，再加上三七具有活血兼养血的功效，同时善止痛消肿。在临床上，二者合用，疗效颇佳。

除了以上这些代表性的中药以外，我在临床中还常用以下这些方子作为基本方，根据病人的情况酌情加减，开方用药：

1. 平胃散

平胃散主要对脾胃不和、食欲不佳、胸腹胀满、口苦无味、胸满短气有很好的治疗效果。长期服用可以调气暖胃，化宿食，消痰饮。

组成：苍术9克，厚朴（姜制）6克，陈皮（去白）9克，甘草（炙）3克。

用法：加生姜二片，大枣二枚，煎分两次服。

2. 藿香正气散

藿香正气散主要治疗外感风寒，内伤湿滞证。对于恶寒发热，头痛，脘腹疼痛有很好的效果。

组成：大腹皮5克，白芷5克，紫苏5克，茯苓5克，半夏曲10克，白术10克，陈皮10克，厚朴10克，姜汁10克，桔梗10克，藿香15克，炙甘草12克。

用法：原方为细末，每服二钱，水一盏，姜三片，枣一枚，同煎至七分，热服。

3．丹参饮

丹参饮可以活血祛瘀，行气止痛；主要治疗血瘀气滞，心胃诸痛。

组成：丹参 30 克，檀香 4.5 克，砂仁 4.5 克。

用法：以水一杯，煎七分服。

4．膈下逐瘀汤

膈下逐瘀汤可以活血祛瘀，行气止痛。主治膈下瘀阻气滞，或腹中胁下有痞块等。

组成：灵脂 6 克（炒），当归 9 克，川芎 6 克，桃仁 9 克（研泥），牡丹皮 6 克，赤芍 6 克，乌药 6 克，延胡索 3 克，甘草 9 克，香附 4.5 克，红花 9 克，枳壳 4.5 克。

用法：水煎服即可。

当然，导致身体出现脾胃湿热的原因有很多，而这种疾病对于身体的伤害也是非常大的，所以在日常生活中一定要注意合理饮食，养成良好的生活习惯，进行适当的锻炼，这样才能从根本上解决问题。

在日常生活中，我们最好要选择清淡一些的食谱，少吃过甜、油腻或者辛辣的食物。遇到美味的食物或者自己偏爱的食物，一定要经得住美食的诱惑，适可而止，切莫贪多，暴饮暴食会损伤脾胃健康，增加脾胃湿热的可能性。在生活方面，一定要劳逸结合，调整好自己的心态，不要过度劳累，尽量规律生活，少熬夜，有机会多到户外走走，多参加一些体育活动。另外，抽烟、过度饮酒一定要戒除，这些不良嗜好不仅会增加脾胃湿热的可能，对我们的身体也是有百害而无一利。

任何疾病的形成都不是一蹴而就的，坏习惯的背后往往暗藏着一只魔爪，正悄无声息地伸向我们的身体。好习惯的养成需要时间和毅力，保持良好的心态是治疗疾病的一剂良药。人生就像一场修行，疾病、痛苦、离别对我们来说都是历练，生活不可能一帆风顺，我们一定要坦然面对，热爱生活，珍惜健康。

第六章
倾听胃的诉说

第一节　都是嘴的错，吃出来的祸

俗话说，十人九胃病，根据我多年临床经验，我认为这并不是夸张的说法。生活节奏的加快迫使越来越多的年轻人把更多的注意力放在工作中，各种现实的压力，让越来越多的年轻人加入到亚健康的行列。胃作为身体中一个重要的消化器官，有着向身体输送养料的功能，一旦它出现问题，必然会牵连到其他脏腑，久而久之，身体就会被拖垮。

脾与胃是消化系统中两个主要的脏腑，中医认为脾与胃是一对夫妻，脾属阴属脏，功能是藏而不泄；胃属阳属腑，功能是泄而不藏，同时胃主受盛化物，也是一个重要的消化器官。

胃病是怎么来的呢？胃作为一个贮藏消化食物的场所，和我们的饮食密切相关。从我遇到的胃病患者来看，很重要的一个致病因素就是饮食，大部分患者的胃病都是吃出来的。

从饮食方面来看，吃不好就容易出现胃病，一种情况是饥饿，俗话说"饥饱劳碌，易生胃病"。几十年以前，大家生活条件都不太好，饥寒交迫，很多人吃不上，喝不上，胃不得食，营养匮乏，很多人患上了胃溃疡，而过度劳心劳力的人极易患十二指肠溃疡。

几十年前的一天，一位修表的技师找到我，当时他 50 岁左右，满脸的皱纹显露出生活的艰辛。他有两个孩子，是一对双胞胎姐妹，也许现在听起来是一个令人羡慕的家庭。然而那个年代，生活都比较困苦，粮食紧缺，大人小孩都长期处于半饥饿的状态，大家手头都比较紧，养育一对双胞胎无疑给本来就不富裕的家庭增添了更大的负担。由于长期营养不良，这位修表工找到我时已经患了严重的胃溃疡，我了解到他家的情况后给他开了一些药，让他好好调养，然后告诉他治此病最根本的还是在于改变饮食，多吃有营养的食物。即便如此，在当时的情况下想要改变绝非易事。也正因长期得不到有效调理，患者的胃溃疡继续恶化，情况非常不利。让人没有预料的是，没多久他的两个孩子也出现了胃溃疡，一家人的病情让我的内心感到十分沉痛。但作为医生，我却爱莫能助，眼看着一家人病情恶化。没几个月的时间，一家人相继发展成胃癌，这时即使遇到医术再高明的医生也无力挽救了，我眼睁睁看着患者一个个相继离世。作为一名医生却没有办法治病救人，这应该是医生最大的悲痛了。想想这件事已经过去了几十年，依然沉甸甸地存留在我心中，而每次回想起来心中总是充满了惋惜，多好的一个家庭转瞬间就凋零枯萎，这样的打击真是让人难以接受。

如今，我们的胃再也不会因为食物匮乏、营养不良而变得千疮百孔了，但饮食过量，饮酒无度又让我们的胃出现了新的问题。俗话说"膏粱之变，足生大疗"。进食膏粱厚味太多，就容易导致胃内生疮。几十年前，我还在煤矿医院工作时，认识了一位老矿工，他平时的嗜好就是吃吃喝喝。每日三餐酒不离身，这个人性情豪爽，交友广泛，喜爱喝酒，也喜欢热闹，三天两头和朋友聚在一起，喝喝小酒，图个逍遥自在。从外表来看这人身体壮实，然而无情的病魔早已暗藏于身体的内部，最终因胃癌过早地离开了人世。我们都为他感到惋惜，假如当初他不是爱酒如命，多听听周围朋友的劝告，这样的悲剧也许不会发生，然而人生没有如果，命运也没有假如，一切都来得那么触目惊心，那么猝不及防，最终我们还是没有办法挽回，剩下的只有叹息……

胃癌是那么可怕，胃也容易出现各种问题，但现实情况也没有我们想象的那么糟，身体本身就带有一定的修复能力，胃壁同样如此。如果只是短暂性的损伤，它有自动修复的能力，但这要求胃要在适当的排空状态下进行，如果我们不能给胃创造这样的机会，胃病就会逐渐形成。

中国人的烹饪习惯多以煎炒为主，再加上生活水平的提高，大鱼大肉摆上饭桌已是司空见惯，这些过于油腻的食物中含有大量的脂肪，让胃排空时间显著延长，脂肪的消化与吸收要靠来自胰腺的脂酶与来自肝脏的胆汁分解。由于脂肪不溶于水，消化吸收较慢，所以想要排空胃内的食物，必然要经过一定的时间。

除了脂性食物的影响，吃得太烫也影响胃功能，胃肠的肌肉是平滑肌，平滑肌的一个显著特点是冷缩热胀，吃得太烫，胃张力减弱，也不利于排空食物。所以在就餐时，切莫食用温度过高的食物，不仅有损于胃黏膜，还不利于消化。

中国的烹饪特点历经几千年的发展已经在人们的生活中根深蒂固，很难改变，但饮食习惯同样对我们的生活影响很大。中国是一个崇尚家庭观念，喜欢礼尚往来的人情社会，每到逢年过节，亲朋好友都会聚在一起，吃吃饭，喝喝酒，把色、香、味俱全的美食摆在桌子上，难免让人忍不住多吃两口。偶尔一次想必并不会对我们的身体造成什么大的影响，但是日积月累就不好定论了。

现在大部分的年轻人常常被各种饭局、各种聚餐围绕着，享用着餐桌上的各种特色美食，我们在满足自己味觉的同时，是否顾及过胃的感受。饮食不规律、大量饮酒，会让胃超负荷工作，最终导致胃功能紊乱，让我们原本脆弱的胃变得伤痕累累。这种长期的生活不规律、吃饭饥一顿饱一顿、过度饮酒，还非常容易诱发胃穿孔。

除了杜绝以上这些情况，我们还要注意膳食的结构，三餐的搭配要合理，吃得不对同样会影响胃的运行。尤其是无肉不欢，每顿饭必须有肉吃的朋友们一定要注意，肉不像蔬菜水果容易消化，吃太多的肉必然会增加胃的负担。所以喜欢吃肉的朋友既要控制好量，也要注意营养搭配，水果、蔬菜不能少。要知道，食物纤维对肠胃的健康是非常重要的，而食物纤维主要存在于水果、蔬菜、豆类以及谷物中。

缺乏纤维最直接的反应就是便秘，当然其危害还远远不止如此，它会导致很多肠胃问题。现在市场上出现了很多含有益生菌的果饮，正如广告中所说的那样，益生菌是肠胃的得力助手，益生菌可以抑制有害菌在肠内的繁殖，减少毒素，促进肠道蠕动，从而提高肠道功能，改善排便状况。

如果我们体内长期缺乏膳食纤维，那么就会让胃里面的益生菌数量大大减少，出现胃功能失调，这样有害细菌就会肆无忌惮地生长，也就容易出现胃病。不管是暴饮暴食，还是膳食结构不合理，都属于不良的饮食习惯，这是最容易损伤胃的。生活的小细节需要我们时刻注意，同时我们还要进行适当的运动，由于现在年轻人长时间坐于电脑前，运动量明显不够，这些都不利于胃肠的蠕动和身体健康，建议大家工作几小时就要起身活动一下，这对于我们的健康来说是十分必要的。

第二节　不要错过胃的"上班时间"

人们美好的一天是这样开始的,匆匆忙忙起床,使尽浑身解数挤上地铁或公交,早上的时间永远显得那么宝贵,从来没时间为自己认真做份早餐,偶尔会在路边买份食物充饥,但碰到时间紧迫的时候,干脆放弃吃早餐,一上午的忙碌过后,才发觉自己已经饥肠辘辘,便拿出手机精挑细选点个外卖,随便吃了几口,发现外卖的味道着实不敢恭维。终于等到下班,有了自己的时间,找上三两个朋友小聚一下，在外面胡吃海塞一通，体会食物带给身体的满足感。一天的工作以这样的方式而告终，这是不是就是你现在的生活状态？如果你正是如此，那么你可要注意了，疾病的魔爪随时可能伸向你。

饮食不规律，饥一顿饱一顿无疑会破坏你肠胃的正常运作。一日三餐一定要规律进食，正常情况下，经过一夜的胃部消化，人体中胃部的食物通常会在早上消化完毕，因此建议在8点前用早餐。我们知道胃可以产生胃酸和各种消化分解酶，有助于我们消化食物，一夜之后，胃里早已排空，早上人体活动后，胃又开始自行分泌大量胃酸。如果没有食物去给它消化，胃酸就会侵蚀我们的胃黏膜和胃组织，久而久之就会形成胃溃疡、慢性胃炎等胃肠疾病。俗话说，早餐要吃得像皇帝，可见早餐在三餐中的重要性。

午餐在一天当中起着承上启下的作用，最好在12点到12点半之间享用午餐。经过了一上午的工作，此时正是需要补充食物的时候，这个时候也正是心系统功能旺盛的时候，而心主火，心火旺则会导致胃热，胃热容易消谷善饥，所以这个时候身体会明显地感到饥饿，所以午餐一定要吃饱。一方面为了补充上午消耗的能量，另一方面也为下午的工作做准备。

而俗话说晚餐要吃少，而且晚餐不宜吃得过晚，最好在6点到7点之间进行，如果用餐时间太晚，食物尚未消化就要洗漱、睡觉，这是不利于健康的。按照人体的规律来说，晚上人要休息，消化液也会比白天少些，所以晚上要吃容易消化的食物，并且不宜吃太饱，晚上人的活动量也会减少，吃多了反而会对胃造成负担，所以建议大家少吃为好，晚上8点之后最好不要再吃东西，以减轻各脏腑的负担。

除了规律饮食以外，我们还要保证每餐的营养，早餐是一天当中起重要作用的一餐，因此早餐的分量最好占一天分量的三分之一，且种类应该丰富一些；午餐可以超过三分之一，因为下午工作的时间较长，需要更多的能量；而晚餐则建议少于三分之一，一般吃到七分饱就应该停止进食。

除了合理饮食之外，还要注意营养的搭配。也许有的人认为只有吃得过撑了才会消化不良，其实不然，如果长时间受饿，也会引起消化不良。尤其是对于节食减肥的朋友，长期控制进食，会使得肠胃的反射减慢，即使胃中只有一点点食物，肠胃也很难及时消化，从而堆积在胃中，给胃部带来不适感。

现在很多女孩因为肥胖很痛苦，不惜以金钱、时间、身体为代价，想尽各种办法去减肥。几十年前，我在煤矿医院工作，当时的工人由于工作原因，一次下井就要工作 8 ~ 12 小时，造成饮食不规律，很多人得了胃溃疡。长时间工作不休息，胃又得不到进食，给煤矿工人的身体造成了不良影响。为了让胃能够按时得食，我们常建议工人下井前带一些馒头或饼干充饥，这对于防治胃病是很有好处的。现在想想当时的煤矿工人真是太辛苦了，他们是在拿生命去工作，如今的年轻人大多无法想象当时的不易,所以我希望现在的年轻人能珍惜自己的身体,享受当下的生活。

大家知道,胃是容纳食物的场所,一日三餐关系着身体的健康,长期饮食不规律的人会给身体埋下隐患。晚餐作为一天的最后一餐,怎么吃同样很关键!晚餐到底应该怎么吃呢?

晚餐要少吃肉,这是因为红肉和加工肉制品,如热狗、汉堡、香肠等,在经过油炸或烧烤后,会产生异环胺类化合物,可能导致肠癌,并且红肉的纤维含量低,还易引起便秘,影响胆酸的中和,刺激大肠上皮细胞。

晚餐不要吃得太辣。现在越来越多的年轻人加入了无辣不欢的队伍,这些人喜欢麻辣的刺激,因而火锅、麻辣香锅、川菜、湘菜等备受年轻人的青睐。然而,晚上吃得过咸过辣或摄入一些刺激性食物,如大量辣椒、大蒜及生洋葱等,易让肠胃产生灼烧感,导致胃食管反流或便秘、大便干燥、消化不良等问题,从而干扰睡眠。

晚餐一定要吃主食，越来越多的年轻人每天为保持身材费尽心力，为了控制体重，多数人选择用蔬菜和水果代替晚餐。主食省去了，可是胆固醇却高了，这样一来，患心脏病的风险就加大了。而中医强调"五谷为养"，主食摄入不足，容易导致气血亏虚、脾气不足。因此，应保证每天谷物等主食的摄取量，减少主食的减肥方式是不可取的。

晚餐不宜饮用油腻的汤，在寒冷的天气，喝上一碗热腾腾的肉汤，是不是能给我们的胃增添一丝暖意呢？这是我们要特别注意的，尤其是心血管病患者和高血压患者，不宜在晚上喝太过油腻的汤，这是因为排骨汤、猪蹄汤等脂肪含量较高，同时胃肠不好、食欲不振的人通常脂肪消化能力也比较弱，如果要喝汤，应该撇掉大部分浮油。总的来说，肉类煲的汤不适合晚上食用，选在中午会比较好。

晚餐少吃甜品，不少人喜欢在晚餐后吃点甜品，但是过于甜腻的东西很难在身体中分解，特别是晚上人体的活动减少，很容易给肠胃消化造成负担，也容易造成肥胖，长此以往也有引发心血管疾病的风险。

三餐饮食要规律，也要有所选择，合理膳食，善待我们的脾胃，这是对自己的最大回馈。

第三节 胃"醉"等于自杀

饮酒是中国的传统习俗之一，酒的产生为各种节日增添了不少气氛。中国民间有这样的话：无酒不成席。酒已经成为大家聚会饭桌上不可缺少的一部分。然而，对酒的把握一定要掌握好"度"，它既可以为我们助兴，也可能成为夺走我们健康甚至是生命的凶手。

那么怎样才能把握好这个度，饮酒多少才算过量呢？

当然这并没有一个明确的标准，每个人的体质不同，具体情况也要因人而定。酒精对身体的影响，我们往往是根据酒精在血液中的浓度来判定的。

饮酒的危害不言而喻，饮下白酒几分钟后，酒精就会进入血液，随血液在全身流动，人的组织器官和各个系统都要受到酒精的毒害。酒精的分解主要是在肝脏内进行的，90%～95%的酒精都要通过肝脏代谢。因此，饮酒对肝脏的损害特别大。酒精能损伤肝细胞，引起肝病变。连续过量饮酒者易患脂肪肝、酒精性肝炎，进而可发展为酒精性肝硬化，最后可导致肝癌。暴饮或者一次饮酒量过多，不仅会引起急性酒精性肝炎，还可能诱发急性坏死性胰腺炎，严重者危及生命。

前段时间，我的一位朋友在体检中查出了幽门癌。这让我们十分诧异，在我们印象里，这位朋友身体一直很好，平时也很少得病，我们都不敢相信这个事实。据他家人讲，发生这样的事情也并不是偶然的，我的这个朋友有一个不良的嗜好，每天离不开啤酒，无论冬天、夏天，只要一进家门，拿起一瓶鲜啤，就一饮而尽。起初是为了解渴，后来变成了一种习惯，多年来一直都这样。任何一种疾病，只要发展成癌了，就说明病情到了最坏的地步，没有别的选择，只能手术。值得庆幸的是，我的这位朋友发现得比较及时，手术很成功，术后没什么大碍，但有了这次经历，我的这位朋友便把酒戒了，现在是滴酒不沾。日常生活中，我们往往容易忽视一些小细节，等我们发现时，才认识到事情的严重性。把啤酒当成饮料，可不是什么好习惯，这最容易损伤我们的胃。啤酒虽然酒精度数较低，但嗜酒无度也会对胃造成损伤。

酒精的刺激严重影响着人的身体，酒喝下去以后，直接刺激并损害消化系统，容易引起口腔黏膜炎、咽炎、食管炎和胃炎，特别是对胃黏膜影响很大。酒精的度数越高，这种刺激越强烈。而酒精具有脂溶性，可以破坏胃黏膜的防御系统，使胃黏膜极易遭受胃酸、胆汁的侵袭，进而引起黏膜组织水肿、糜烂，甚至出血、坏死。酒精不仅仅损伤消化系统，它还可以通过血液流经全身的各个角落，引发各种并发症。比如说诱发高血压、高脂血症和冠状动脉粥样硬化等疾病。这是因为酒精可使血液中的胆固醇和甘油三酯升高，从而引发高脂血症或冠状动脉硬化。血液中的脂质沉积在血管壁上，使血管腔变小引起高血压，血压升高有诱发中风的危险。长期过量饮酒可使心肌发生脂肪变性，减小心脏的弹性收缩力，影响心脏的正常功能。

　　酒精诱发的疾病，是不容小觑的。我们知道，肝是酒精最好的分解器官，要想保护好我们的肝脏，避免饮酒是根本前提和保障。现在很多人患有酒精肝，这就是长期饮酒最直接的表现。由于人们长期饮酒，肝功能减弱，肝的解毒能力就会下降，最终导致肝出现了问题。现在的普遍状况是越来越多的疾病趋于年轻化，得了病大多数人的重视程度不够，再加上患病初期表现出的症状往往并不明显，大家不太在意，等到病情严重时，已为时晚矣。所以我想提醒大家，无论多大年纪，一定要有养生保健、治未病的思想，有病及时治疗，身体出现状况及时就医，不要盲目用药，耽误了治疗的最佳时间。有时候小毛病我们不在意，但其诱发的并发症可能会让你惊恐失色。

那我们就来看看酒精除了影响脾胃以外，还可能诱发哪些疾病。

酒精对大脑的损伤。酒精除了过分"锻炼"了你的肝脏功能以外，对大脑的伤害也是十分明显的。想想每次宿醉醒来，那要命的头痛晕眩就是最好的证明。实际上，过量酒精会让大脑皮质萎缩，造成大脑功能障碍和意识障碍等。而长期过量饮酒则会造成慢性酒精中毒，表现为性格改变、精神异常、定向力差、记忆力减退等。

酒精损害心脏，容易引起心律失常。酗酒可以使外周血管扩张，造成血压下降，使冠状动脉供血不足，如果酗酒时你的情绪过分激动，我们的心肌耗氧量就会增加，这会大大增加冠心病患者心绞痛和心肌梗死的发病率。

酒精与癌症发病有密切关系。酒精的代谢物是乙醛，一部分原发性肝癌患者，就是大量饮酒所致。肝癌被称为"癌中之王"，一旦患病，很难治愈。同时，过量饮酒还会引起口腔癌、咽喉癌、胃癌、结肠癌、直肠癌的发生。

酒作为我们交际的一种桥梁，是我们加深亲情、友情的催化剂。但是我们一定要正视饮酒的危害，千万不要等到疾病到来的那一刻，再追悔莫及。

第四节　别拿"生命"减肥

"减肥"常常是女人挂在嘴边的词语，不知何时，肥胖问题困扰着越来越多的男同胞，如今，肥胖的队伍还在进一步扩大，越来越多的青少年同样遭受着肥胖的困扰。

那我们一起来看看如何定义肥胖，人在什么样的情况下可以归入肥胖的队伍？

首先我们来看看标准体重的计算方法：标准体重（kg）=[身高（cm）−100]×0.9，如果你的实际体重超过标准体重的 20% 即可诊断为肥胖症。那么大家可以根据自己的实际身高得出标准体重，再拿实际体重和标准体重做比较，看看自己肥胖的严重程度。

这些年肥胖的人数不断增加，但究其原因也各不相同，先来看看医学上对肥胖的分类。

1. 单纯性肥胖

也就是非疾病引起的肥胖，这是肥胖中最常见的一种，占肥胖人群的 95% 左右。这类肥胖人群全身脂肪分布比较均匀，没有内分泌混乱现象，这种肥胖常常与家族遗传有一定的关系。

除此之外，还可能受到饮食、精神、代谢、内分泌等因素的影响。单纯性肥胖又可细分为体质性肥胖和过食性肥胖两种。体质性肥胖很可能受父母影响，由于遗传和肌体脂肪细胞数目增多而造成。过食性肥胖，是由于过度饮食，体内摄入大量的热量，多余的热量转化为脂肪，脂肪大量堆积而导致肥胖。

2．继发性肥胖

这是指疾病引起的肥胖。继发性肥胖是由内分泌紊乱或代谢障碍引起的一类疾病，占肥胖人群的2%～5%，虽然同样具有体内脂肪沉积过多的特征，但仍然以原发性疾病的临床症状为主要表现，肥胖只是这类患者的重要症状之一。这类患者同时还会出现其他各种各样的临床表现，多表现为皮质醇增多、甲状腺功能减退、性腺功能减退等多种病症。

3．药物性肥胖

这类肥胖患者占肥胖人群的2%左右。有些药物在有效治疗某些疾病的同时，还有引起身体肥胖的不良反应。如应用肾上腺皮质激素类药物治疗过敏性疾病、风湿病、类风湿病、哮喘病等，同时可以使患者形成继发性肥胖；雌性激素以及含雌性激素的避孕药有时会使妇女发胖，或者说容易使妇女发胖。

从中医的角度来说，并没有对肥胖独立命名，常被形容为"肥贵人"。《灵枢》有言"土型之人……

其为人，黄色，圆面，大头，美肩背，大腹，美股胫，小手足，多肉"，类似于全身性肥胖，而"水型之人，大头、小肩、大腹"，类似于腹型肥胖。

中医认为肥胖的发病原因很多，主要归咎于以下几个方面：

1.饮食因素

食物是人们赖以生存的物质基础。若食量过大，肥甘过多，体内膏脂丰满，易使人胖；若膏脂内蓄，雍滞不化，影响脾胃运化功能，湿从内生，留于孔窍，横溢肌肤，使人体臃肿肥胖。

2.运动因素

长期好逸恶劳，气血运行不畅，影响脾胃运化功能，水谷精微失于输布，化为膏脂和水湿，膏脂蓄于内脏，水湿流溢于肌肤，而致肥胖。

3.情志因素

平时心情开朗，情绪舒畅，心地坦荡，脾胃无疾，水谷精微吸收完全，身体无过多消耗，使人"心宽体胖"；若因长期喜坐好静，终日无所用心，导致疏泄功能失常，运化失司，体内膏脂停蓄不化，则致体形肥胖如肿。

4．体质因素

肾为先天之本，主藏精，为人体生长、发育、生殖之源。"禀赋有余，其人多肥"，说明先天精气，决定人体素质，禀有所异，即遗传因素，对肥胖有一定影响。

中医认为肥胖病的发生，多与饮食、活动、情志等多种因素有关，究其原因是由体内正气虚衰，膏脂壅滞，脾肾阳气不足，从而体内滋生湿、痰、脂、瘀，进而表现为多种症状。体内的水湿痰浊多与脾、肾、肝有关，病久可损伤其他脏腑。饮食无度，过量饮酒，缺乏运动，容易使脾胃之气受损，人体代谢失常，最终导致人体气机失常，湿阻于内，郁久生热，升降失和而最终引发肥胖之症。

对于肥胖这一症状，历来医家治病的重点也各有侧重，中医认为"肥人多气虚""肥人多痰""肥人多湿"等，因此历代医家以治虚、治痰、治湿为不同的切入点。

　　我在临床上遇到肥胖的病人，通常情况下查明其病因，然后按照中医的理论进行辨证治疗。治虚就要健脾，治湿就要想办法化湿、利湿，治痰就要化痰。

　　对于继发性肥胖，我们可以在药物的配合下，控制饮食，加强运动。而对于单纯性肥胖，就应该以运动加饮食调节为主，俗话说"管住嘴，迈开腿"，这是最健康的减肥方式。市场上各种减肥方式也是五花八门，肥胖的人群一定要对其仔细辨别，千万不要为了瘦下去而招惹来一身疾病，身体健康是前提，不要拿自己的生命开玩笑。

　　当然减肥可是一项长期的计划，它需要坚持和毅力。一方面我们要加强体育锻炼，适当增加运动量。现在大部分的人处于常坐久卧的工作状态，每天的运动量明显不足，所以我们一定要有加强体育锻炼的观念，并把它落实到行动中。另一方面，在饮食上我建议大家多吃一些粗茶淡饭，多吃粗粮，少吃细粮，多菜食少油腻，多吃五谷类、肉蛋类、乳类和蔬果类食物，少食油炸、煎炒、辛辣类食物，合理膳食，营养搭配，养成良好的饮食习惯，做到不挑食不偏食。

第五节　防微杜渐，防患于"胃"然

中医学十分重视"人与自然"的关系，中医的核心思想是天人合一，阴阳平衡。中医认为，天地是个大宇宙，人身是个小宇宙，天、地、人是相通的，人无时无刻不受天地的影响。所以中医养生讲究人体要随四时的气候变化而做出相应的调整。不仅如此，我们还应保持身体的阴阳平衡，一旦这种平衡被打破，身体就会出现这样或那样的问题，这时我们就要想办法找出问题的所在，再次恢复原来的平衡。中医认为，自然现象与人的体质存在着某种相通性，这也是中医精髓之所在。

中医认为昼夜、四季和年月的变化与人体生理存在着极为密切的联系，《黄帝内经》中强调我们要用整体观念去认识人体生命活动与自然、社会的关系。尤其强调人与自然要协同发展，自然界的冷热变化影响着体内气化的升降。人类的生存发展离不开自然界，人一方面要依存于自然，另一方面又要适应自然，人类的存在和发展就是不断保障和维持肌体正常活动的过程。

一年有四季，春生，夏长，秋收，冬藏，四季变换，循环往复，人体的活动同样可以遵循这样的规律。春天万物复苏，生机勃勃，人体中也蕴藏着生机和活力，我们要尽快唤醒身体。春天以养肝为主，因为肝主生机。夏天是一个欣欣向荣，植物肆意疯长的季节，根据夏季的生长特点，我们重在促进人体的生长功能。夏季重在养心，通过调动心的气血运行功能去加强人体的生长功能。秋天是一个收获的季节，硕果累累，落叶归根。为了顺应秋天的自然规律，我们要让人体的五脏尽快进入收养状态，也就是让人体从兴奋、宣发的状态，逐渐转向内收、平静的状态。而冬季万物凋零，这是调整人体五脏的最好时机，人体各脏腑经过一年的辛劳后，逐渐进入休整状态，也就是相对的"冬眠"状态。春、夏、秋、冬不断地更替轮回，我们也要顺应四季的变化去调整身体的气机，遵循自然的发展。

疾病的入侵就像一次次洪水的冲击，而我们的身体就像一座堤坝，虽然身体内部有着一定的防御功能，但长此受到洪水的冲击，堤坝还能否起到消减洪峰的作用呢？

常言道"千里之堤，溃于蚁穴"，这就像人体出现了小毛病，久而久之，自然平衡被打破，终酿大祸。如今的生活节奏总是催促我们向前，大部分人为了生计整天忙碌着，"积劳成疾"这个词的意义仿佛不仅仅指体力劳累这么简单，心劳、食劳、逸劳、郁劳（久郁成疾），是我对"劳"这个字的重新定义。如果你也每天充斥在这样的辛劳当中，身体难免会吃不消。

鉴于多年来医治过不少胃病患者，我对于胃病形成的原因也有一些切身体会，原因无非以下几个方面：

饮食无节，过饱过饥都会影响胃部的消化功能。吃得过饱超过脾胃的消化能力，会造成食积不化。尤其是儿童食积易化热，会造成食欲不振、脘腹胀满、手足心热、心烦易哭等症状。名医张从正曾说"要得小儿安，三分饥和寒"，小儿切忌吃得过饱，如今的家长害怕孩子的营养不够，不停地给孩子喂食，实际上并不利于孩子的健康。成年人长期饮食过量，同样会阻碍肠道气血运行，容易形成痢疾或痔疮。长期饮食过饱对人体的影响并不仅仅局限于损伤脾胃，还会损伤气血经络，孙思邈在《卫生歌》中说："太饱伤神饥伤胃，太渴伤血多伤气，饥餐渴饮莫太过，免致膨胀损心肺。"

饮食过饥的情况如今已经非常少见，大部分人是主观上不愿意进食而造成的过饥，如今出于减肥或控制身材等目的而长期处于饥饿状态的人们也不在少数。从中医理论上讲，肥胖的发生其实并非都与食量有关，有些人饮食很少但也照样肥胖，但大部分人仍把节食作为减肥的主要手段之一。通过节食造成体重下降，从中医理论上说，这属于一种病理状态。体重下降的同时，其脏腑功能也会受到一定程度的损伤。《灵枢·五味》有言："故谷不入，半日则气衰，一日则气少矣。"这是从气的多少来解释人为什么必须定时进餐，气是生命活动的动力，饮食过少容易造成气虚，气虚可以导致脏腑功能减退，同时容易遭受外邪入侵，所以很多人身材虽保持得很好，但精神气色都很差，身体处于亚健康的状态。虽然节食起到了在短期内减轻体重的作用，但是这种以牺牲身体健康为代价的方式，实在不建议大家尝试。

除了对食物的量有一定的把握以外，还要选择一些有利于身体健康的食物，少食油腻、刺激之物。

另外，规律饮食对我们的身体也十分重要，一日三餐要按照正常的时间段进行，及时为身体补充能量，不要打乱胃肠消化的生物钟。

从精神因素的角度来说，现在的人承受着来自各方的压力，精神长期处于过度紧张的状态，我们的脾胃也深感疲惫。在这种情况下，我们要通过自身去调节自己，闲暇之时，可以多去外面走走，多亲近一下大自然，也可以通过适当的运动去释放压力。平时多给自己找一些娱乐活动，劳逸结合有助于我们更好地投入到工作中。

从中医的角度来说，怒则伤肝，肝属木，喜条达疏泄，不喜压抑，抑郁失眠会使肝气郁结，损伤肝脏。人在暴怒时，肝血随怒气上冲，到达人的头部，从而出现面红耳赤，青筋紫胀的现象，严重者甚至可能发生脑出血等症状。在五行中木克土，但如果土太强大时，木不克土，反而被土欺侮，我们称之为脾土反侮肝木。正常情况下，木可以疏土，土可以养木，脾湿重时，湿可困肝，导致肝气抑郁，不能正常疏泄，这就会损伤我们的脏腑。同时，思虑过度伤脾也会影响脾胃的运化功能。

除此之外，劳累过度也会损伤我们的脾胃。一是过度劳心耗气血，损伤内脏的精气，导致脏气虚少，功能减退。由于肺为气之主，脾为生气之源，所以劳力太过容易耗伤脾肺之气。二是过度劳力，长期如此，容易造成营养不良而酿成胃病。脾主肌肉，胃为水谷之海，脾胃为气血生化之源，而较长时间的劳力过度，损耗肌体之气，导致积劳成疾。

保"胃"战对每个人来说都将是一场持久战，在医学上，防微杜渐体现了预防为主的原则。中医十分重视早期诊治疾病，《内经》有言"善治者治皮毛，其次治肌肤，其次治筋脉，其次治六腑，其次治五脏"。任何疾病的发展都要经历一个由浅入深的过程，预防胃病，还应以调养为主。如今越来越多的人已经认识到了"治未病"的重要性，对于疾病的看法也从"治病"到"未病先防"的思想转变。"治未病"一词其实早在千年前的《黄帝内经》

中就已经被提及，这一流传千百年的"治未病"思想与当今的健康管理医学新观念一脉相承。防微杜渐，防患于未然，要求我们从生活中的小细节着眼，小细节大坚持，健康也将陪伴我们一生。

第七章

平心滋养，涓滴润一生

第一节　给养生插上会飞的"翅膀"

　　健康长寿自古以来就是人类共同的愿望，各代帝王将相为了颐养天年也是不惜一切代价。如今人们倒没有执迷于追求长生不老，但随着人们生活水平的不断提高，越来越多的人开始关注健康，盼望长寿，注重养生和保健。

　　从中医的角度来说，养生学可是一门大学问，其中蕴藏着很多人生智慧。养生学可以说涉及的学科相当广泛，它既包括中医学，同时还涉及康复学、营养学、美学、心理学、国学、运动学、佛学、道学、儒学等学科。养生文化是我国传统文化的精髓，如果要追溯它的历史，可以从两千多年前的《黄帝内经》开始，而且历代众多的医家、佛家、道家对养生之道也在不断地完善和补充。

养生，又称摄生、卫生、道生、保生。养生是以自我调摄为主要手段，它是多种保健方法的综合，以推迟衰老，延年益寿为目的。养生一词最早见于《庄子》内篇，所谓"生"，我们可以从两个方面来理解，一方面是指"生命"，即达到健康、长寿的目的；另一方面是指"生活"，尤其指我们对待生活的态度，要求我们做到从容、自由。所谓"养"，是指保养、补养、调养之意。也就是说，人要受到土地和万物的滋养，来达到保养生命的意思。另外，健康的身体不仅要有强健的体魄，而且要展现出饱满的精神状态。

当然每个人都希望益寿延年，但世界上没有人能活千年，更别说万年了，人生就是要经历一个由生到死的过程，生死离别乃自然规律。而"长寿"

除了有延长寿命最基本的意义以外，我认为更重要的是一种把生死看开的态度。人的一生都会经历生、长、壮、老、已这几个阶段，渴望长寿是人之常情，但不要过于执着，顺其自然就好。人的一生更像是一场修行，我们应怀有一颗感恩之心，感谢宇宙天地赠予我们的一切，感恩生活，热爱生命，朝气蓬勃地迎接每一天。淡然于心，从容于表，优雅自在地生活，轻松惬意但不慵懒。这是一种态度，也是一种超然物外的心境。当然真的想做到这样不容易，所以我们要经受住生活的历练，勇敢地去体会生活的本真，沉淀人生，升华自我。

庄子在《人世间》中有言："乘物以游心。""乘物"是指驾驭世上的一切事物，要想驾驭事物就应该以顺应自然为前提，与自然和谐发展，只有这样才能达到心灵的逍遥，实现精神的自由和解放，这既达到了乘物的目的，也体现了游心的真正含义。而在现实生活中，我们每天穿梭于步履匆匆的人群中，压力、责任、义务给原本紧张的生活增添了更多的负担，如果没有心游万仞的潇洒与恬淡，生活将如一潭死水，失去活力。人生的旅途中，总有许多不尽如人意的地方，既然无从改变，那就坦然接受，积极面对，生活的不确定性，让你永远无法得知下一秒会带给你怎样的美。

总之，所谓养生，就是寻找一种适合于自己的方法，用这种方法去滋养我们的生命，达到强身健体的目的，同时保持一种乐观向上的心态，豁达从容、精力充沛地去迎接生活，最终达到延年益寿，颐养身心的目的。

谈到养生，我们不得不说说养生的方法。可以说养生的内容很多，也很丰富。简单来说，养生可以分为这样几个方面：健体养生、饮食养生、娱乐养生、书画养生、心态养生、中医养生等。其实这些内容从字面上就很好理解，但要特别注意，养生的前提是我们要对自己有一个清晰的认识。我们要从自身的情况和特点出发，根据自己的兴趣爱好，以及内心的真实想法选择适合自己的养生内容，切莫随波逐流，要相信适合自己的才是最好的。

养生就是要选择一种适宜自己的健康方式来调养身体，在日常生活中我们应做到顺应四时、饮食有节、起居有常、勿枉劳作、运动有恒、调畅情志。《黄帝内经》说："上古之人，其知道者，法于阴阳，和于术数，食饮有节，起居有常，不妄作劳，故能形与神俱，而尽终其天年。"我们从古人的养生智慧中同样可以获得养生的法宝。总之，饮食有节、合理膳食是保证肌体营养的前提，使五脏功能旺盛、气血充实。正如《黄帝内经》所言："正气存内，邪不可干。"食物中的"水谷精微"可以转化成人体所需的能量，从而满足生命的活动。后天的水谷精微与先天的真气结合，形成人体正气，从而维护人的正常生命活动。中医的养生方法是中国古代劳动人民历经几千年探索，在实践中逐步形成的，这其中渗透着中国人的智慧和思想。中医养生发展到今天，受到越来越多人的关注，在医学家不断探索和实践中，养生理念已经深入更多的家庭，越来越多的人把养生融入到生活中。

俗话说"健康是福"，有一个健康的体魄是做一切事情的先决条件，生命有限，健康无价，珍爱生命，关爱健康。养生不需要奢华的生活，它是一种对生命的尊重和崇敬，同时也体现出人们对待生活的一种态度。拥有健康的体魄固然重要，心态的修炼也不容小觑，身心健康才是真正的健康。我们应该把养生当作一项终身事业，这不仅关系到一个人，也关系到一个家庭，甚至一个民族，一个国家，全民族拥有健康的体魄，才能拥有一个强大的国家。国富民强不仅仅只是一个口号，它关乎你我，关乎国家，而民强才能更好地促进国富，健康对每个人来说是一种追求，更是一种责任。我也希望大家珍爱生命，健康生活。

第二节　人生观隐藏着你的养生法则

　　我们知道"养生"不仅仅指保养生命，"生"还有生活的意思，那么我们要怎样选择自己的生活，又要怎样度过自己的一生？其实这些问题就隐藏在你的人生观中。

　　谈到人生观，我们会不自觉地将它和哲学联系起来，是的，养生法则中也暗含很多哲学思想，可以说积极的人生观可以很好地指导我们去养生。

　　"养生"这个词最早是老子提出的，老子认为养生的核心是"道法自然"。中国很多哲学思想渗透出养生的方法，先秦诸子主张"天人合一"。中医认为，天、地、人是一个整体，彼此之间互相影响。养生也强调"天人一体"的思想，因此人体要随四时的气候变化，做适当调整。其次，养生的目标是求得身心的阴阳平衡，从哲学的角度来看，自然界任何事物或现象都包含着既相互对立，又相互依存的两个方面，并且万物处在不断的发展变化之中。

　　当然，人生观是一个很大的范畴，它是人们在实践中形成的对于人生目的和意义的根本看法，决定着人们行为选择的价值取向和对待生活的态度。对于养生而言，积极健康的人生观可以渗透到生活的方方面面，而且这是一种无意识的、持续不断的、逐渐形成的生活习惯和方式。

　　中国古代的养生，要求人们做到"养德""驭欲""明理""控制好七情六欲"。也就是说要培养一个人的道德品行，能够支配控制自己的欲望，明道理、懂是非，同时要能够控制好七情六欲，不因事物的好坏或自己的得失大喜大悲，以一种平和的心态来度过一生，这对我们的身体来说是十分有利的。对待世界万物的态度往往能反映出一个人的心境，而心态的变化又会作用于身体，早在几千年前，聪明的中国人就发现了形体和精神的关系，并开始强调形神统一的思想，正如《黄帝内经》所述："神形相依，形为神舍。"

《淮南子》中有言："天下有至贵而非势位也，有至富而非金玉也，有至寿而非千岁也。原心反性，则贵矣；适情知足，则富矣；明死生之分，则寿矣。"这段话的意思是：世间最高贵的不是权势和地位，最富有的并非拥有黄金白玉，就是活了一千年也算不得长寿。心性返璞归真是最珍贵的；乐观知足才是最富有的；明白生死的区别才能长寿。古人总结出的人生智慧历经几千年的沉淀依然适用于今天，而今人仿佛早已把这些抛于脑后，漠然视之。如今太多的人为了争权夺利，好大喜功，每天的心思全花在这上面，劳神劳力，让人活得很纠结困惑，人们长期处在一种无形的心理压力之下，给我们的身心造成了重大负担。

老子说："夫所谓圣人者，适情而已，量腹而食，度形而衣，节乎己而，贪污之心无由生也。"这是告诉我们要根据自己的情况量体裁衣。这是所谓圣人的境界，也是养生所需要的。

养生是有方法、有原则可言的。真正的养生，不单单要保养身体，更要滋养我们的心神，荣养我们的心智，要性命双修，才能身心俱康。养生的方法和内容很丰富，但无论怎样选择都要遵循一定的原则。

饮食有节、起居有常，这是我们首先要做到的，顺应四时、遵循自然的发展规律，保持人与天地阴阳的协调统一，这是保养身体的最基本要求。其次，不妄劳作，劳逸适度，不要违背常规去劳作。除此之外，精神内守、调和情绪，保持心态的安闲清静，尽可能排除不良情感的刺激，维护体内的良好循环。同时，加强运动，选择适合自己的运动方式，既不能太过也不能不及。寒暑往来，顺应自然界的规律调养身体，维持身体的阴阳平衡。养生之道遵循天人合一，道法自然的思想理念，将人与自然相统一。

我们要用一种平和的心态去看待生活，不要只盯住生活的死角，世界本来就是多姿多彩的，世态炎凉，人情冷暖也是构成世界的一部分。生命的过程就在于经历和感悟，唤醒潜在的正能量，以美好的心情迎接每一天，感悟生命历程，留住生活中的精彩。

幸福也许触手可得，关键在于我们如何理解，生活不可能总是阳关灿烂的康庄大道，羊肠小道同样清新迷人。生活中我们要多一些包容，多几分忍让，放缓生活的脚步，细细地品味生活，不要过多地沉溺于飞黄腾达，功成名就，用心体会生命的温暖，活出生命的意义。

生活中的那些故事，可以理解为是一种历练和超越。放下身心的浮躁，把生命活成一种信仰，经历任何烦恼，坦然面对，以一种平常心去书写属于我们自己的人生。

第三节 "智"取养生经

我所理解的"养生"是"养"和"生"的结合，是"心"和"身"的统一。先要懂得如何拥有一个健康的身体，以什么样的方式生活，才能懂得如何保养，能够让生命更持久。健康的体魄会让人拥有健康的心态，同时健康的心态才能养出更健康的身体。

人活一世，草木一秋。人活的就是一种心情、一种心境，功名利禄、荣华富贵，到头来都只是过眼云烟。有"中国最后一位大儒家"之称的梁漱溟先生曾说"不求长生，不虚此生"，他看开生死，一生勤奋，一路坎坷，经历了人生的大起大落后，以一种平静祥和的心态活到了九十五岁的高龄，他自言长寿的奥秘就是"淡泊无我，顺于自然"。

养生的智慧其实就在我们每日的点滴生活之中，与医药相比，几千年流传下来的道法自然的生活认知更有持久性，更能大众化。农村大多数人没有高深的文化，也没有过多的医学知识，为什么能活到八九十岁，甚至超过百岁？在我看来，靠的就是诚恳、善良、心态平和、简朴勤劳，这种平和的心态和简单的生活方式，也是中国传统文化中所推崇的一种超然物外的养生方式。

日出而作，日落而息。民以食为天，简单的生活方式只有"一点儿"：早饭好一点儿，晚饭早一点儿；种类杂一点儿，蔬菜多一点儿；数量少一点儿，质量好一点儿；菜要熟一点儿，还要淡一点儿；饭要稀一点儿，吃得慢一点儿。

走出高楼林立、车水马龙的繁华，沉浸于清新的空气、潺潺的流水和鸟语花香的生活之中，亲近自然，随心所欲的态度让人们有更多的时间去融入自然。那种淡然恬静的生活或许就是生活的本真，也就是人们所追求的养生之道。

简单的生活带给人们的是淡然于心、从容于表的处世之道。

智慧养生更多的是一种精神层面的养生，我们不要过多地拘泥于如何吃得有营养，如何看起来更年轻，如何延年益寿，这些问题更多地关注于外在，仿佛没有抓住养生的根本。养生的本质在于养心，心灵的感悟让你由内而外去调整你的生活，积极地面对人生，以良好的心态去迎接未知的世界，在日积月累的生活中积累和沉淀出人生的大智慧。

《黄帝内经》里说："有喜有怒，有忧有丧，有泽有燥，此象之常也。"每个人都有喜怒哀乐，生活中也难免遇到烦心事。"精神内守，病安从来？"这是说，人的精神如果能守持于内而不外泄，那么疾病又从何而来呢！

　　人的精神情志是生命活动的基本体现，同时它又与人的脏腑功能密切相关，因此不良的情志会引起气血运行紊乱，导致脏腑功能失调，中医称之为"内伤病"。也就是说，不良的情志会扰乱气血运行和脏腑功能，会使人的抵抗力下降，容易感受外邪。

　　运动，无疑是提高人们情志的兴奋剂，也是人体抵御疾病的天然保护伞。在众多的运动之中，太极拳是愉悦身心的完美选择。

　　太极拳既能够锻炼全身的肌肉、关节、筋骨，又能使大脑皮层的兴奋与抑制保持平衡状态，使各种生理功能活跃起来，提高情绪，同时还能加强血液和淋巴循环，改善人的消化功能和新陈代谢过程。所以，常打太极拳的人会越打越精神，越打越强壮。

　　在一动一静的平衡状态中，慢慢会习得以平和的心态对待生活，这或许是忧思困苦时打开心门的钥匙。当我们身处功名利禄的浮躁环境中，每天为了生存而奔波、挣扎时，即使身在其中，也能心置于外。

很多人都说"听过很多道理，却依然过不好这一生"。很多道理我们都听过，却没有真心用过。用心去领悟才是真正的养生，领悟出的云淡风轻才是属于自己的养生经，慢慢你会发现云淡风轻也是另一番美丽的风景。

第四节　用"心"养生

在物质生活极大丰富的今天，多种疾病却层出不穷。生活的富足并没有减少我们的病痛，疾病趋于年轻化，慢性病大量增加，早衰、亚健康、过劳死等状况频繁发生。我们的身体到底怎么了？

收入的增加反而使得医疗费用、健康成本不断提高，因病返贫、因病丧家亡身的现象变得司空见惯，越来越多的人卷入了亚健康的漩涡。

生活环境的破坏、空气的污染、食品问题，无时无刻不在潜移默化地威胁着人们的健康，这些问题已经严重地影响到了我们的生活，生活质量的下降伴随而来的是幸福感的下跌。

也许你就处在亚健康的行列之中，但由于亚健康没有明确的医学指标，并没有引起你的重视。处于亚健康状态的人，虽然没有明确的疾病，但却出现精神活力和适应能力下降，如果这种状态没有得到及时纠正，很容易引起身心疾病。两千多年前，中医就提出了"未病先治"的思想，而如今，这一思想应该重新引起人们的重视。

简单来说，治未病可以概括为两个方面的内容，即未病先防和既病防变。未病先防是说在人体还没有发生疾病之前，提高肌体的抗病能力，以防止疾病的发生。既病防变，是指人体在患病之后，采取有效措施防止疾病的发展、传变或复发。

预防当然很重要，但要想有一个健康的体魄，仅停留在预防的层面是不够的，好身体是身心共同作用的结果，千万不要忽视了养心的作用。《黄帝内经》记载"喜伤心，怒伤肝，思伤脾，忧伤肺，恐伤肾"。可见情绪的变化对人体的脏腑有着极为密切的关系，在前面的章节中我们已经有所提及，养生重在养心，而养心的关键在于修心。

中医有"心为十二官之主"的说法，心具有主持全身血脉运行和精神思维活动的功能，这说明心在人体中有着重要的地位。心是人体活动的中心，五脏以心为主宰。心具有主导和统率全身各个脏腑活动的功能，并使各脏腑相互协调，同时心主宰人的精神意识和思维活动。在正常情况下，心的气血旺盛，心主神明的功能正常，人们表现出精力充沛、神志清晰、思维敏捷的状态。如果心有病变，则可导致精神情志的异常。

养心是保持全身五脏六腑功能正常活动的基础，如果心的功能不正常，就会影响到各个脏腑的功能，导致气血运行不畅，脏腑之间失调，身体系统发生紊乱，时间一长，身体的免疫系统就会遭到破坏，疾病也就乘虚而入了。

中医讲人有七情，也就是要保持喜不过旺，怒不过激，思不过虑，恐不过惧，惊不过神的情绪状态。其实，这跟我们常说的平常心有异曲同工之妙，也就是告诫人们要保持豁达的心胸、乐观的情绪、积极的人生态度。

然而，说起来容易做起来难。那么如何拥有一颗健康的心？如何保持一种好心态？其实，这并非一件易事。人世间纷纷扰扰，每个人都有自己的烦恼，要想天天开心快乐，这是不可能的。而古人在情志养生方面，积累了丰富的经验。古人认为，养生之道，养心为本，养身为要，凡欲身之无病，必须先正其心。在我看来，人生更像是一场修行，而修行的关键在于修心。

如今，快节奏的生活总是催促着我们向前，每个人行色匆匆地奔波于其中，或许为了生存，或许为了所谓的成功，人们似乎永远无法停下匆忙的脚步。蓦然回首，去看那一路走过的足迹，却发现忙碌中的自己很可能忽视了我们的身体。当然，我们无法改变社会环境，我们要让自己完全置身于世外也是不太可能的。那么在快节奏的生活压力下，我们如何放松身体？如何还心灵一片净土？

既然我们活在当下，就尽可能把眼前的事做好，不念过去，不畏将来。生活中难免会遇到不公，委屈、难过也在所难免，我们在宽容别人的同时也要记得宽容自己。追求完美是每个人所向往的，但是不要忘记残缺也是一种美。

生活更需要我们去领悟和感受，或在茶余饭后品一杯清茶，或在睡前读一篇朋友分享的文章。当然，你也可以选择在周末带上朋友和家人一同出行，亲自为伴侣做上一次可口的早餐……这些最不经意的瞬间，也许会让你的心灵得到放松，让你听到内心最真实的声音。或许这才是生活的模样，每个人都可以拥有，放缓生活的脚步，卸下伪装，做一个最真实的自己，这是生命最好的旅行，只有用心才能感受到生活的真谛。

很多时候，我们忽视了生活的本真，更多的是受到利益的驱使，慢慢地丧失了自我。除此之外，当我们在选择占有和谋取时，也无端地带来了许多烦恼，到头来，只会让自己变得疲惫不堪。这种状态下的生活实则与我们追求的幸福快乐背道而驰。

我们无法选择生命，但我们可以选择生活。每个人有每个人的生活方式，适合自己的才是最好的，也许只要我们稍微改变一下生活的方向，你就会看到繁花似锦的美丽。

不要让喧嚣的世界打扰到内心的平静，不要让一时的繁华蒙蔽了明亮的双眼，当然这并不是告诫人们要无欲无求，甘于平庸，而是在对待物欲事理时要选取一种适度的态度。面对尘世纷扰，面对繁华诱惑，多一份平静与从容，得之淡然，失之坦然。在人生旅途中，少一分抱怨，多一分满足；少一些套路，多一些真诚。怀着一颗平和的心态去拥抱生活，演绎自己的精彩人生。

第五节　养生不是赶潮流

健康难得，为了保住健康，人们开始掀起一股股养生热潮。可如何养生呢？在没有既定的标准和过多优劣之分的情况下，越来越多的人已经有了养生的意识。很多人已经行动起来，无论是饮食还是运动，人们都或多或少地做出了改变。

人们开始戒烟、戒酒、饮食清淡、坚持运动……总之，生活不再是之前的随心所欲，任意放纵。精心细致生活的背后伴随而来的还有更多的谨小慎微和小心翼翼。无须否认，精致的生活确实对我们的生活有所改变，健康的生活方式也起到了它应有的作用。

可你或许会发现，生活的改变并没有让你身心愉悦，反而让你倍感压力和负担。我们过多地拘泥于今天完成了多少运动，吃什么才健康，每天费尽心机思考如何吃得营养，这个不敢碰，那个不能做，完全把自己放进了一个坚不可摧的保护壳里。仿佛只有在这个保护壳里，你才能安心，而一旦越过这一界线，心理上就会备受压力。试问，这种焦虑不安的精神状态如何能保住我们的健康？

养生带给我们的应该是健康、快乐，没有了快乐，身体运行得再好也不过是一台没有灵魂的机器。所以，很多人其实都陷入了一个养生误区——太会养生。

听说练瑜伽好，就赶快去报个瑜伽班，却不知道并不是所有的体质都适合练瑜伽，折腾了好一阵子，不但没有达到强身健体的目的，反而适得其反。过了两天，又听说杂粮养人，每顿饭都少不了杂粮，自己明明不喜欢，却硬着头皮往下咽……如果你也有类似的经历，那你可能误解了养生的意义。

什么才是真正的养生术呢？在决定吃什么、做什么的时候，不妨问问自己的内心，我喜欢吃什么，我喜欢做什么？由内心去权衡，让生活变得更加随意一些。

这也是养生术？没错！孔子早就告诉了我们这个道理："七十而从心所欲，不逾矩。"人到了70岁就能随心所欲，但又不越出规矩。"从心所欲"只是人生的一种境界，不是说人到70岁才有"从心所欲"的权利。

所以，真正的养生，不是让人身体受苦、内心痛苦的清规戒律。那些长寿老人，很少是清心寡欲的，他们的生活一定是让他们觉得轻松自在，感到生活很有乐趣。

作为一个中医大夫，我一辈子都在跟疾病打交道，可以说是最了解"疾病"的人。有了这样得天独厚的条件，必然跟不是从事医学的人有所不同，可以说养生保健已经融入我们的生活，自己也会经常熬制一些养生保健的代茶饮。尽管如此，但我们依然无法逾越衰老这一自然规律。如今我和老伴儿都已过了古稀之年，衰老对我们来说也是不可避免的，而养生只是延缓衰老的一种方式。个人有个人的喜好，不必盲目地追随大众，适合自己的才是最好的养生方式。顺应自然，从容面对，看开生死，用一种平和的心态去对待生活，这是每个人应该具有的心态。

《黄帝内经》提出了"天人合一"的主张，意思是人的这个小天地要和宇宙自然这个大天地保持一致，人与自然从本质上看是相通的，一切人事必须顺应自然。

我们知道动物会在冬天来临之前，换上厚厚的皮毛，为了储存能量，一些动物会选择冬眠；春天万物复苏，天气变暖，躲了一冬的动物开始出来寻找食物；夏天，万物开始变得活跃，动物生长速度加快，生命活动旺盛；秋天，动物们又开始忙着收获和储存食物，为即将到来的冬天做准备。一年四季，周而复始。

相较于人，动物似乎更懂得顺应自然，这是一种本能保护，同时也带给人们很多养生方面的启迪。正因如此，古人从动物身上借鉴了很多养生的方法，如五禽戏、八段锦，很多动作都是从动物身上模仿而来。可如今，人们为了生计忙碌奔波，为了名利竞相追逐，被太多的琐事干扰，流传下来的运动方式也早早被年轻人抛于脑后。

一种养生运动能流传千年之久，一定有它的合理之处。如今，多数中老年人把太极、五禽戏、八段锦等当作生活中长期坚持的锻炼之法，而很少能见到年轻人把这些运动当作自己的爱好。在我看来，年轻人担负着承上启下的重任，更应该唤起运动、养生的意识。当然，强身健体的运动方式还有很多，游泳、跑步也是很好的锻炼方式。但是无论大家选择哪种运动方式，最重要的是坚持，如果我们每天能坚持运动半小时，这无疑对我们的身体大有裨益。

大家可以多尝试，选择一种自己喜爱的，并且适合自己的方式，加入到健体强身的队伍中来。

总而言之，养生要懂得顺应自然，无论外界如何变化，把握了这一基本的养生之道，就不至于在养生的路上走弯路，甚至误入歧途。养生在于倾听内心，在于了解自我，漫漫人生路就是一个不断完善，不断修炼的过程，我们要在养生的道路上寻找乐趣，身心的愉悦才更利于健康长寿。

图书在版编目（ＣＩＰ）数据

　　大国医 ：疏肝和胃养天年 / 李世增，朱桂茹著. --长沙 ：湖南
科学技术出版社，2020.1
　　ISBN 978-7-5710-0203-9

　　Ⅰ．①大⋯ Ⅱ．①李⋯ ②朱⋯ Ⅲ．①疏肝－养生(中医)②和胃－养
生(中医) Ⅳ．①R212

　　中国版本图书馆 CIP 数据核字(2019)第 114491 号

DAGUOYI　SHUGAN HEWEI YANG TIANNIAN

大国医　疏肝和胃养天年

著　　者：李世增　朱桂茹
策划编辑：陈　刚
责任编辑：兰　晓　何　苗
出版发行：湖南科学技术出版社
社　　址：长沙市湘雅路 276 号
　　　　　http://www.hnstp.com
湖南科学技术出版社天猫旗舰店网址：
　　　　　http://hnkjcbs.tmall.com
印　　刷：湖南凌宇纸品有限公司
　　　　　（印装质量问题请直接与本厂联系）
厂　　址：长沙市长沙县黄花镇黄花印刷工业园
邮　　编：410013
版　　次：2020 年 1 月第 1 版
印　　次：2020 年 1 月第 1 次印刷
开　　本：880mm×1230mm　1/32
印　　张：9.5
字　　数：150000
书　　号：ISBN 978-7-5710-0203-9
定　　价：45.00 元